城市型大学
新医科人才培养的
探索与实践

刘娅 杨进 李勇 主编

宋永砚 杨滢 时政 王春瑛 万君 副主编

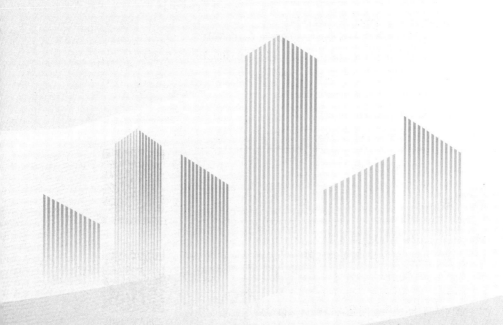

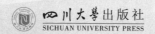
四川大学出版社
SICHUAN UNIVERSITY PRESS

图书在版编目（CIP）数据

城市型大学新医科人才培养的探索与实践 / 刘娅，
杨进，李勇主编 . — 成都：四川大学出版社，2024.3
　　ISBN 978-7-5690-6718-7

Ⅰ . ①城… Ⅱ . ①刘… ②杨… ③李… Ⅲ . ①高等学
校－医学－人才培养－研究－中国 Ⅳ . ① R-4

中国国家版本馆 CIP 数据核字（2024）第 043685 号

书　　名：城市型大学新医科人才培养的探索与实践
　　　　　Chengshixing Daxue Xinyike Rencai Peiyang de Tansuo yu Shijian
主　　编：刘　娅 杨　进 李　勇

选题策划：邱小平　许　奕
责任编辑：许　奕
责任校对：倪德君
装帧设计：胜翔设计
责任印制：王　炜

出版发行：四川大学出版社有限责任公司
　　　　　地址：成都市一环路南一段 24 号（610065）
　　　　　电话：（028）85408311（发行部）、85400276（总编室）
　　　　　电子邮箱：scupress@vip.163.com
　　　　　网址：https://press.scu.edu.cn
印前制作：四川胜翔数码印务设计有限公司
印刷装订：成都市火炬印务有限公司

成品尺寸：170 mm×240 mm
印　　张：9.75
字　　数：203 千字

版　　次：2024 年 3 月 第 1 版
印　　次：2024 年 3 月 第 1 次印刷
定　　价：58.00 元

扫码获取数字资源

四川大学出版社
微信公众号

前言

　　新医科建设高度契合健康中国战略、创新型国家发展战略以及教育强国战略要求。2017年，国务院办公厅印发《关于深化医教协同进一步推进医学教育改革与发展的意见》，明确提出深化医教协同，创新体制机制，构建起了"5＋3"为主体的标准化、规范化医学人才培养体系，全面提升医学人才培养质量。教育部和国家卫生健康委员会在2012年启动的"卓越医生教育培养计划（1.0）"的基础上，于2018年又联合国家中医药管理局发布了"卓越医生教育培养计划2.0"，持续深化院校医学教育教学改革。此后，教育部在2019年4月召开的"六卓越一拔尖"计划2.0启动大会上成立了新医科建设工作组，为新医科建设提供了组织保障，开启了全面推进新医科建设、加快医学教育创新发展的新格局。2020年7月，国务院办公厅发布《关于加快医学教育创新发展的指导意见》，明确提出要以"四新"引领医学教育创新发展、以新理念谋划医学发展、以新定位推进医学教育发展、以新内涵强化医学生培养、以新医科统领医学教育创新。

新时代推动医学教育改革，亟须在把握卫生健康事业供需关系以及供需矛盾中的深层次问题、关键性环节和根本性症结的基础上对医学教育发展进行合理性向度的思辨，以辨明其本然之理、实然之势和应然之道。

成都大学是改革开放后首批城市型综合大学，面对"健康中国""健康城市""健康青年"的时代新命题，学校坚定实施人才战略、特色战略、国际化战略和数字化战略，不断推进学校高质量、内涵式发展，加快推进新医科全面建设，提出培养"身心健康、专业精湛、胸怀天下"的"成大气质"好青年。2019年起，学校聚焦新医科建设，围绕全生命周期，打造全要素"大健康"知识体系；探索梯阶式素养能力提升新路径，构建虚拟仿真与实战操作、传统与现代、"机械"与"智能"协同赋能的"大健康"实践平台；搭建"点线面"结合的社会实践载体，构建健康、科技、法治、文化等多元"大思政"育人格局。

截至2023年，学校新医科建设已初见成效，医学教学科研用房近2.7万平方米，各类教学仪器设备总值上亿元，已拥有四川省重点学（专）科7个，省级重点实验室1个，成都市级重点学（专）科18个，2020年临床医学专业通过国家教育部门认证，2021年护理专业学位硕士点和基础医学学术学位硕士点获批建立，拥有国家药物临床试验中心、国家标准化代谢性疾病管理中心等。2023年，第31届世界大学生夏季运动会运动员村医疗中心充分展示了学校的医疗硬件、医疗水平、医疗资源，获得国家、省市领导以及中外媒体的高度赞誉。在2024年泰晤士高等教育世界大学学科排名中，成都大学位居国内省属地方高校前列。

本书得到了成都大学人文社会科学高水平学术著作出版资助资金的资助，是2023年四川省高等教育人才培养和教学改革重大项目"多元支撑、协同赋能，大健康背景下城市大学应用型人才培养的探索与实践"（项目编号：JG2023—76）、四川省高等学校创新性实验项目"临床医学本科虚拟仿真创新性实验项目转化与教学实践"、2023年四川省省级虚拟教研室建设试点项目"大健康素养课程虚拟教研室"的阶段性成果。本书首次系统地探讨和研究了城市型大学新医科人才培养模式构建的理论及现实问题，对我国城市型大学乃至省属重点大学医学教育起到良好的示范、引领、辐射作用。首先，本书理清了健康中国战略的内涵，深入解析了对新医科的认识，探索了健康中国战略下新医科发展战略与深化路径。其次，本书立足于国内外医学教育培养概况，结合大量实践案例，对当前国内外医学培养进行了深入分析，进而研究了城市型大学新医科人才培养的实践探索与经验总结，对城市型大学新医科人才培养模式、困境、路径等提供了借鉴思路。最后，在结合以上大量理论与成熟经验的做法上，本书对城市型大学新医科人才培养的策略探索、卓越医学人才培养、成都大学实践等进行了探讨与研究。

　　书中难免存在不妥之处，敬请广大读者批评指正。

第一章 健康中国背景下新医科发展战略

第一节 健康中国战略的提出与基本内涵

一、健康中国战略的理论基础和构想

健康中国战略的理论基础：健康中国战略的理论基础主要来自对现代公共卫生理论的深入理解，特别是对健康对所有政策的影响理念的接纳，它将健康视为社会发展的中心，要求所有的政策和决策都应考虑对健康的影响。此外，健康中国战略还借鉴了"预防为主，全民参与"的公共卫生策略，强调对疾病防控和健康促进的重视。

健康中国战略的构想：健康中国战略的核心构想是以人民健康为中心，加强健康服务体系建设，优化健康环境，发展健康产业，实现全民健康。具体而言包括五个方面。以人民为中心的健康服务：强调提升预期寿命、降低慢性病发病率和死亡率，提升健康素质。人人享有平等优质的健康服务，生活更健康、幸福。健康服务体系建设：建立完善的健康服务网络，包括全程全方位的预防、治疗、康复。强化基层卫生健康体系，提供医疗、预防、保健、康复和健康"五位一体"的服务。优化健康环境：改善生活、工作环境，保护自然环境，确保食品、水安全。保障空气清新、食品健康，共筑安全、舒适环境。发展健康产业：推动以健康为导向的产业发展，如健康食品、体育健康等，为人们提供多样化的健康选择。全民健康参与：鼓励社会广泛参与健康活动，提升健康意识和素养，弘扬积极向上的健康文化。

健康中国战略的理念深入公共卫生领域，将人民的健康置于核心地位，倡导预防为主，注重环境、产业和全民参与，助力全面健康目标的达成。

二、健康中国战略的实施方略和行动计划

健康中国战略的实施方略和行动计划立足于全面提升国民健康水平，涵盖多个重要领域，协同政府、企事业单位、社区和个人，以健康为核心，推动全社会的发展和进步。

优化健康服务体系：在构建现代化医疗体系的基础上，深化医疗服务改革，推动分级诊疗制度的建设，使基层医疗机构能够提供更为优质的医疗服务，减轻大医院的压力。同时，加强健康信息化建设，推动智能健康服务，如远程医疗和电子健康档案，提升医疗效率与可持续性。

强化疾病预防和健康促进：加强全民健康素养教育，宣传疾病预防知识，倡导健康的生活方式，包括适度运动、均衡饮食、合理作息等。持续推进疫情防控体系建设，加强对传染病和慢性病的监测和预防，不断提升应对突发公共卫生事件的能力。

改善健康环境：以生态文明建设为导向，加强环境污染防治，推动绿色健康发展。鼓励可持续农业发展，提供有机食品，保障食品安全。同时，加强城市规划，创造健康的居住和工作环境，建设宜居、宜人的社区，鼓励绿色出行方式。

发展健康产业：促进健康产业蓬勃发展，培育医疗器械、生物医药、健康管理等领域的新兴产业。鼓励科技创新，推动健康科技与产业的融合，提高国内健康产品和服务的水平和竞争力，实现经济增长与健康福祉的良性互动。

培养健康人才：改革医疗卫生教育体系，强化卫生人才培训，培养医疗、护理、公共卫生等多层次、多领域的专业人才。推动健康教育普及，培养全民的健康意识和科学素养，使每个人都能自觉参与健康维护。

在实施健康中国战略的过程中，政府需要充分发挥引导和监管作用，制定健康政策和法规，确保各项措施得以有效执行。企事业单位应积极参与健康产业发展，创新健康产品与服务，为国民提供更多元化的选择。社区则应承担起健康宣传、健康教育和健康服务的责任，构建健康社区。个人是健康的主体，需要树立健康意识，积极参与健康管理，养成良好的生活习惯。

综上所述，健康中国战略的实施方略和行动计划是一个全社会共同参与的过程，通过多方合作，全面提升国民健康水平，推动国家社会全面发展。将健康作为政策制定的重要因素，促进全民健康，将成为推动中国发展的重要引擎。

三、健康中国战略的基本内涵

2016 年 8 月，习近平总书记在全国卫生与健康大会上指出："没有全民健

康，就没有全面小康。要把人民健康放在优先发展的战略地位，以普及健康生活、优化健康服务、完善健康保障、建设健康环境、发展健康产业为重点，加快推进健康中国建设，努力全方位、全周期保障人民健康，为实现'两个一百年'奋斗目标、实现中华民族伟大复兴的中国梦打下坚实健康基础。"这种以健康为中心的视角引领了健康中国战略的基本内涵。

全民健康意识的提升：人民健康是民族昌盛和国家富强的重要标志，体现国家对人民生命权的承诺。健康中国战略着重强调提升全民健康意识，将预防放在首位，通过健康教育和宣传，倡导健康生活方式，引导人们形成积极的健康行为。

健康体系的建设与完善：健康中国战略明确了深化医药卫生体制改革的方向，要求建立中国特色基本医疗卫生制度和医疗保障制度，全面建设优质高效的医疗卫生服务体系；强调强化基层医疗卫生服务体系，培养全科医生队伍，推动现代医院管理制度的健全，并全面取消以药养医，构建药品供应保障制度。

预防为主，综合施策：健康中国战略重视疾病的预防和控制，强调开展爱国卫生运动，推广健康文明生活方式，以降低重大疾病的发病率；同时，强调食品安全、中西医并重、医养结合等方面的综合施策，为人民提供全方位的健康保障。

社会发展和老龄事业的有机融合：健康中国战略将老龄化问题作为一个重要方面，提出要积极应对人口老龄化，构建养老、孝老、敬老政策体系和社会环境，推进医养结合，加快老龄事业和产业发展。这使得健康不仅仅是生命力的象征，也关系到社会的稳定与可持续发展。

多方合作，共同推进：健康中国战略强调政府、社会、企业和个人的共同参与，是全社会的共同责任。政府在健康政策制定、体系建设和监管方面发挥重要作用，而社会各界则需要携手合作，共同落实战略中的各项任务。

健康中国战略的基本内涵凝聚着以人民健康为中心的发展理念，强调健康的综合性、预防性和全民性。通过深化医药卫生体制改革，加强健康教育和宣传，提高健康服务质量，促进全民健康素养的提升。这一战略目标的实现将在促进国家全面发展的同时，为人民的健康幸福做出贡献。

健康中国战略是中国共产党在新时代背景下，以提高全体人民健康水平为根本目的，以健康服务、健康生活、健康保障、健康环境、健康产业、健康支撑与保障为框架建立起来的国家战略，是我国国家战略体系中国民经济社会领域的重要内容，是我国改善和保障民生的战略部署，是全面建成小康社会，完成党的"两个一百年"奋斗目标，实现中华民族伟大复兴中国梦的前提条件。

健康中国战略的内容起源于我国推进医疗卫生体制改革，随着人民健康水平的提高和疾病谱的改变，想要进一步改善健康服务能力，以医疗卫生为主体的供给模式越来越不符合满足人民健康需求的现实要求，同时，社会上追逐经济增长，以牺牲健康为代价的发展模式也不符合我国经济转型培养高水平、高素质人才的要求，重新构建健康保护机制体制，把健康放在优先发展的战略地位，是提高人民健康水平的必然选择。健康中国战略反映了我国以人民为中心与和平崛起的利益所在，是统筹规划国家健康事业的依据，具有长期性、发展性。

国家战略的基本范畴包括国家利益、战略目标、战略路径、战略策略、战略时间、战略评估、战略条件、战略原则等。其中国家利益、战略目标、战略路径、战略策略是其主要结构。在国家战略的诸多构成要素中，国家利益位居第一。它体现一个国家的根本需求，决定其主流价值追求，是这个国家确立目标、制定战略的依据和基础。战略目标，是指在某一时间节点上，国家安全与发展要达到的预想状态。战略路径指的是为实现国家战略目标而运用的各种手段与办法的总和。战略策略是指在国家战略的实施过程中，保证战略管理到位的组织、政策等。国家战略往往是长期性战略，有着阶段性的目标与规划。战略提出时的国际环境和国内环境共同构成战略路径和策略选择的基本条件。根据国家利益，国家战略可分为国家安全、国家发展、国家扩张三种类型。健康中国战略是我国国民经济和社会管理发展战略的重要一环。

《"健康中国 2020"战略研究报告》指出，健康中国战略是我国经济社会发展战略的重要组成部分。2016 年 8 月 26 日，中央政治局审议通过《"健康中国 2030"规划纲要》，指出健康中国建设是实现人民健康与经济社会协调发展的国家战略，明确指出健康中国的国家战略性质。2017 年 10 月 18 日，习近平总书记在党的十九大报告中指出，要实施健康中国战略。健康中国战略不仅关系到全面建成小康社会，还关系着深化医疗卫生体制改革。由国家统一领导，关系到国家利益，专家群体研究，涉及经济、社会、文化多个领域，具有长期规划与目标。以上这些特性可以表明健康中国战略具有鲜明的国家战略性质，是中国国家战略体系中的重要一环。

国家利益是国家战略提出的缘由，是一国利益的集中表现。从国家利益来看，健康中国战略关注人民健康权益，强调共享发展理念，是党和政府代表人民利益的具体体现，是中国共产党执政造福人民的重要表现。由于国民健康的全方位提升主要属于社会层面，因而应属于国家发展型战略。

战略条件是对国家战略提出时的国际环境和具体国情的综合总结，其中不仅包括应对基本矛盾的考量，也包括战略调整的依据以及对国际环境变化的回应，是战略目标、战略路径、战略策略选择的依托，是随时间而变动的因素。从大的国际环境来看，整体和平稳定的国际环境是我国有能力致力于提升人民健康的基础，全球化带来的国家之间健康影响力加大、各国认可全球健康治理是我国提出健康中国战略的促进因素。从国内情况来看，中国奉行和平崛起的方式，因而提升国家软实力，以国民健康条件的提升带动国家形象的改善，以国家治理能力的完善提高中国在国际体系中的话语权，是选择健康中国战略的原因之一；工业化、城镇化、人口结构改变等给人民健康带来的挑战，以及人民生活不断改善，对健康的要求逐步提升，构成了健康中国战略提出所要解决的目标矛盾。而微观的战略条件包括突发的国际事件、中国实施战略后的国情改变，是阶段性的战略目标、战略策略即时调整的依据。

健康中国战略的目标既包括实现人民健康长寿的长远目标，也包括从 2020 年到 2030 年再到 2050 年的分阶段目标，是较为系统的战略目标体系。战略时间指的是某一战略的起止时间点，健康中国战略的起始时间可追溯到战略的研究阶段，因而将 2008 年作为健康中国战略的开始时间，同时，虽然《"健康中国 2030"规划纲要》将目标规划至 2050 年，但受疾病存在的长期性与医学技术的相对滞后性的矛盾限制，以及未来国家利益将越来越依赖高素质的人口的趋势影响，可以预计健康中国战略将是我国长期坚持的发展战略。健康中国战略包含多种战略路径，从健康教育到医疗卫生再到健康环境、健康产业等，涉及影响健康的多方面因素。战略评估是战略管理、调整战略策略的重要依据，包含定期评估和即时评估两个层面，亦可视为战略建设各路径的建设指标。《"健康中国 2030"规划纲要》从健康水平、健康生活、健康服务与保障、健康环境和健康产业五个方面提出 2015 年和 2020 年、2030 年应达到的标准，为战略的定期评估提供依据，但在时间和内容方面也有指标不详尽、不全面的缺点，仍需进一步的研究。健康中国战略的策略从《"健康中国 2020"战略研究报告》中的战略重点、优先领域、行动计划，到《"健康中国 2030"规划纲要》中的以共建共享为基本路径，表现了这一国家战略思想和侧重点的转变和成熟。战略原则是战略策略的核心，虽然往往并不是一个战略的必要要素，但却是健康中国战略的重点。健康中国战略在两次规划、研究中都提出了战略原则，且略有不同。例如，从把人人健康纳入经济社会发展规划目标到将健康融入所有政策，反映出了阶段性战略计划提出时基础条件的改变与理论认识的深化。

四、健康中国战略的实施效果和挑战

健康中国战略的实施已经取得了一些重要的进展，但同时也面临着一些挑战。在实施效果方面：

1. 健康服务体系持续改进。中国在改善基础卫生设施、提高医疗服务质量、增强医疗服务可达性和可负担性等方面取得了显著进步，例如，基本医保覆盖率持续提高，医疗服务供给体系不断完善。

2. 公民健康素养显著提高。通过全民健康教育和宣传，中国人民的健康素养有了显著提高，更多的人开始关注并积极维护自己的健康，健康生活方式得到广泛推广。

3. 健康产业快速发展。健康产业已经成为中国经济的新动力，医疗设备、生物医药、健康食品、健康保险、健康科技等子行业在快速发展。

面临的挑战：一是不平等的健康资源分配。在城乡、区域之间，医疗资源的分配仍然存在较大的不平衡，这导致部分地区和人群的健康服务需求得不到满足。二是慢性病防控难度大。由于生活方式、饮食习惯等因素，中国面临的慢性病负担日益加重。三是虽然医疗资源总量在增加，但提升医疗服务的质量和效率，提供更高水平的健康服务仍是一个挑战。四是老龄化问题。随着中国人口老龄化的加剧，如何满足老年人的健康需求，包括长期护理、心理健康、防病保健等方面的需求，是一个亟需解决的问题。

五、健康中国战略的前景和展望

健康中国战略是中国实现全面小康社会、促进人的全面发展、建设现代化社会的重要策略。在当前全球健康领域的发展趋势下，这一战略无疑具有深远的影响。下面是对健康中国战略前景和展望的一些思考：

1. 以人民为中心的健康观念将进一步深入人心。通过全面的宣传和教育，健康中国战略将使更多的人认识到健康对于个人和社会的重要性，形成以人民为中心的健康观念。

2. 医疗健康服务体系将得到进一步完善。在保障全民基本医疗服务的同时，将进一步加强公共卫生服务，优化医疗服务，强化疾病预防，促进健康。

3. 健康产业将成为新的经济增长点。健康中国战略将推动健康产业发展，包括医疗、健康保险、健康食品、健身服务等各个方面，使其成为新的经济增长点。

4. 科技在健康领域的应用将更加广泛。随着科技的快速发展，生物科技、人工智能（AI）、大数据、5G等新技术将在预防、诊断、治疗、康复等方面得到广泛应用，大大提高健康服务的质量和效率。

5. 全民健康意识将更加强烈。健康中国战略将更加强调预防为主，提高全民健康素质和健康水平。

然而，要实现这些目标，还需要克服一些困难，如进一步提高医疗服务的可及性和可负担性，解决城乡和地区间的医疗资源配置差距问题，加强疾病预防和健康教育，提高健康人才的培养和使用效率等。这需要政府、社会各界和全体公民共同努力。

第二节　新医科的认识与内涵解析

一、"四新建设"由来

2021年4月，习近平总书记在清华大学考察时，发表了关于推进新工科、新医科、新农科、新文科建设的重要讲话。这一讲话不仅为我国高等教育的未来指明了方向，更将"四新建设"作为推进一流大学体系建设的关键举措，为学科交叉融合、现有学科升级、科技前沿探索以及紧缺人才培养提供了引领性的思想支持。在全球科技竞争日益激烈、社会需求日益多元的背景下，"四新建设"这一概念应运而生，其内涵和使命渐次显现，成为中国高等教育改革创新的新亮点。

"四新建设"的提出是顺应时代发展潮流的必然结果。我国正处在科技、经济、文化等领域的快速发展时期，社会对人才的需求更趋多元化、高端化。传统学科体系已经难以满足社会和国家的发展需要。新的科技和产业变革对人才的要求也在不断升级，需要具备跨学科知识和创新能力的综合型人才。因此，推进"四新建设"旨在构建更加适应时代需求的人才培养体系，为我国创新发展提供强有力的智力支持。

（一）"四新建设"是高等教育应对未来挑战的战略先手棋

当前，科技革命和产业变革蓄势待发，经济和社会形态将发生根本性变化；国际格局正在深度调整，大国战略博弈加剧，各国产业结构面临重构，世界进入以创新主导发展的时期。在此背景之下，培养具有社会责任感、创新精神和实践能力的时代新人成为高等教育改革发展的最强音。所以，"四新建设"不仅是人才类型的增多和培养模式的转变，更有占领国际科技产业前沿的意义。

人类社会正在步入数字化时代。在数字化时代，新兴技术越来越成为国家发展的战略要素，创新正在成为经济发展的新动能。国家需要通过科技创新来促进产业结构升级和经济社会形态变化，这也需要教育形态的及时变革推动。

由此，"四新建设"从理念走向实践探索。"四新建设"首先提出的是新工科，标志性事件是"复旦共识"。2017年2月，教育部在复旦大学组织召开高等工程教育发展战略研讨会，探讨了新工科的内涵特征、建设路径，达成十点共识，后来又有了"天大行动"和"北京指南"，引领新工科建设在全国范围内广泛开展实践。2018年后，新医科、新农科、新文科相继推出。新医科有医学教育大国计、大民生、大学科、大专业的新定位，新农科有"安吉共识""北大仓行动""北京指南"三部曲,新文科有推进工作会发布的《新文科建设宣言》等。2019 年 4 月,教育部在天津大学召开"六卓越一拔尖"计划 2.0 启动大会,正式全面启动新工科、新医科、新农科、新文科建设。同年,教育部发布《关于深化本科教育教学改革全面提高人才培养质量的意见》,要求以新工科、新医科、新农科、新文科建设引领带动城市型专业结构调整优化和内涵提升。

生产实践紧密结合,对科技本身而言在于推动交叉科学、变革创新方式,对社会而言就是推动产业结构调整、促进经济形态变迁。这是高等教育主动迎接新一轮科技革命和产业变革的行动,通过融合创新助推产业升级或实现迭代跨越,形成我国新经济发展的技术先导。

(二)"四新建设"推动新时代高等教育模式改革

新工科、新医科、新农科、新文科,顾名思义,都与学科建设密切相关,但其提出的初衷却是人才培养模式改革,重点在专业建设。学科和专业,体现着知识分类体系及相应的制度安排,其建立建设的逻辑既遵循科学技术本身发展演化的规律,也体现着社会产业需求。"四新建设"工作就是对标国家发展的四力:新工科提升国家硬实力、新医科提升全民健康力、新农科提升生态成长力、新文科提升文化软实力。

因此,"四新建设"首先是一场人才培养模式的重大变革。新工科既是综合大学理科应用发展的方向和创新增长点,也是工科优势大学集成创新的重要途径,最终形成新兴产业的活力源和生长源。由此,新工科建设着重抓五件事:抓理论、抓专业、抓课程、抓结构、抓融合。"四新建设"要把握三个要点:新专业、专业的新要求、交叉融合再出新。

新医科、新农科与新工科有异曲同工之妙,都是面向新一轮科技革命,扎根中国大地,推动学科和产业变革、促进新经济发展、培养时代新人。新医科建设要着力实现从以治疗为主到全生命周期、健康全过程的全覆盖,积极探索医科与其他学科专业交叉融合,特别是推动工医深度结合,推进"医学+X"多学科背景的复合型创新拔尖人才培养。新农科建设要以强农兴农为己任,重点瞄向绿色生态产业,推动以现代生物科技改造传统农林专业,多途径强化实践教学平台建设,创新科教结合协同育人机制,力图答好农业农村现代化、国家粮食安全、生态文明建设和世界发展贡献"四张试卷",积极探索"农学+X"多学科复合型人才培养新模式。

新文科则更加丰富多彩,意义更为突出和广泛。本质上是坚持价值引领、守正创新,形式上是推进现代信息技术与传统文科专业、文科与理工农医科专业的深度交叉融合,注重用中国理论阐释中国发展道路,以马克思主义为根本指导思想和方法论,总结中国模式和中国经验;吸收世界学术探索的有益成果,思考人工智能技术所带来的形态变化，深入探讨人类社会发展的理论问题。新文科学科门类的覆盖面广，总体上要加强学科与社会的结合，注重现代科技特别是人工智能技术的融入，深化城市型文科专业教学改革，培养新型人文社科人才。

总体来看，"四新建设"立足专业但必然走向学科，从而形成面向科技创新、产业升级需求的学科融合发展理念。城市型"四新建设"已在思想（学贯中西、融通社会）、技术（信息技术、人工智能）、结果（创新成果、时代新人）上体现了先进性，适应国家构建新发展格局的需要。

（三）推动"四新建设"由模式探索走向范式变革

为适应未来经济社会形态的变化，教育形态将逐步形成以下特点：在办学方面，扎根中国大地注重解决社会问题；在教学方面，课堂线上线下的有机融合全面实现；在学习方面，人人能够时时处处学习；在评价方面，区块链技术推动多元增值效果。

由"四新建设"的探索发现，学科相互融合有助于激发科学技术创新，学科产业融合有助于推动产业技术进步，而创新产品服务社会能够形成新兴产业，促进产业结构调整甚至升级换代，各种元素融入专业建设共同形成培养以德为先、能力为重、科学成才、全面发展的高级专门人才的合力。我们需要进一步梳理"四新建设"探索揭示出来的发展规律，在学科交叉、产业融合、面向社会变革、面向新兴科技、扎根中国大地、培养时代新人等方面加强经验总结工作，通过推动范式变革的主动作为，在数字化时代赢得先机。

未来通过"四新建设"引领高等教育范式变革的主要着力点：其一，加强针对问题的跨学科建设。问题总是综合的，因此在组织形态上需要开展广泛的跨学科研究。其二，加大创造产品的学科产业融合。"四新建设"成果最终一定要出产品、创产业、推动经济结构优化，所以未来高等教育一定要走向社会、融入社会、推动社会变革。其三，加速实现人工智能向学科专业渗透、催化。人工智能引领科技变革，大数据正在构成新的研究范式，数字空间无处不在，高等教育要前瞻性地主动作为与布局。其四，加深规模化授课安排下的个性化学习，实现教学改革。积极推动混合式教学模式升级，注重发挥线上线下不同教学方式的优势，关注信息技术对班级教学制度的颠覆性作用，以模式探索助推范式变革。

二、新医科发展

（一）新医科由来

2018 年教育部将原来的新工科建设扩容为包括新医科、新农科、新文科的

"四新建设"，同年 9 月，为了加快推进新医科建设，教育部等三部委发布了《关于加强医教协同实施卓越医生教育培养计划 2.0 的意见》，指出要紧紧围绕健康中国战略，树立"大健康"理念，深化医教协同，推进以胜任力为导向的教育教学改革，促进信息技术与医学教育深度融合。2020 年 9 月，国务院办公厅发布了《关于加快医学教育创新发展的指导意见》，明确提出以新理念、新定位、新内涵等新的理念和举措引领医学教育的创新发展。

这些意见对新医科的建设做了总体部署，明确了新医科建设的方向和具体路径，同时也对医学教育提出了新的要求。首先，医学教育涉及卫生健康和教育两个民生问题。一方面作为卫生健康事业的重要基石，关系着人民幸福、国家富强和民族昌盛；另一方面肩负着教育强国的使命，连接着民族复兴的基础工程。所以需要加强对医学生的价值引领，培养医学生浓厚的家国情怀和为民服务意识，引导他们树立正确的成长成才观念。其次，加快医学教育理念由以治疗为中心向以促进健康为中心转变。这就要求医学院把"大健康"理念融入医学生教育的各个环节和阶段，从而培养能够服务全生命周期、健康全过程的医德双馨的高素质医学人才。未来的医学人才既要有救死扶伤的医术，也要心中有爱，具备崇高医德和人文关怀精神。最后，新医科建设需要打破医学内部的壁垒和学科边界。一方面要注重医学学科内部的交叉融合，另一方面强调医学与其他学科的融合与创新，提升医学与人文、理工学科的交叉融合发展。因而医学教育应是自然科学教育与人文教育的融合共生，加强医学人文素质教育，既有利于高素质医学人才的培养，也有利于医学本身的发展，更有利于我国卫生健康事业的可持续发展。

近年来，我国医疗服务质量不断提升，医疗卫生事业取得巨大成就，但医患关系紧张的问题也日益凸显。统计数据显示，2017 年医疗损害责任纠纷案件总计为 12734 件，2018 年案件数量为 12249 件，2019 年案件数量为 18112 件，2020 年案件数量为 18670 件[①]，除 2018 年外，近四年医疗损害责任纠纷案件数量整体呈上升趋势。与此同时，医患矛盾也越演越烈，中国医师协会 2018 年发布的《中国医师执业状况白皮书》调研结果显示，66% 的医师经历过不同程度的医患冲突，只有 34% 的医师从未亲身经历过暴力伤医事件[②]。尤其是近几年，恶性暴力伤医事件时有发生，由于引起医患矛盾的因素很多，如医疗卫生体系尚不健全、过度医疗、患者维权意识加强等，这些恶性暴力伤医事件并不能真正代表当前的医患关系，但是部分医务人员服务态度较差和患者对医务人员的职业道德期望过高是导致医患关系紧张的重要原因，因而医务人员良好的人文素养是改善医患关系的必要条件。医学作为一门探究生命过程和防治疾病的科学，不仅有自

---

① 2020 年全国医疗损害责任纠纷案件大数据报告［EB/OL］. 2021－02－22. https://med. sina. com/article_detail_103_2_96258. html.

然科学的属性，还有社会性与人文性。医务人员不仅要帮助患者治疗身体上的病痛，更要帮助患者抚慰心灵上的创伤。在医患关系中，患者常常遭受着生理和心理的双重折磨，属于弱势群体，他们渴望和需要医务人员的关心、帮助、理解。因此，在医疗活动中，不能把医患关系简单地视为一种技术关系，只关注医疗技术和结果，而应该把患者作为一个人来看待，懂得换位思考，充分考虑患者感受，体谅患者的诉求和不幸，常怀仁爱之心。把医学专业的求真精神和医学人文的求善精神有机地结合起来，提升医务人员的医学人文素质，对于缓解医患矛盾、实现医患和谐具有重要意义。

（二）新医科内涵界定

新医科主要是指在全球新一轮产业革命和生命科学革命背景下，将以人工智能、大数据为代表的新兴科技融入医学发展，推进医文、医工、医理、医X（医学生的多学科交叉融合培养理念）的交叉融通，推动医学学科建设的优化重构和内容升级，探索精准医学、转化医学、智能医学等医学新领域，培养能够适应新一代技术革命的、能够运用交叉学科知识解决医学领域前沿问题的、具有救死扶伤精神的高质量医学创新人才。

新医科既具有传统医科预防、治疗疾病和促进人类健康的医学本质，又有自身的新特质，主要表现在四个方面。一是教育理念新：新医科基于科技的新发展、健康中国战略的新需求、立德树人的新要求，主动布局，紧跟新时代医学教育发展趋势，打破学科壁垒，注重学科间的交叉融合，用"大医学、大健康"理念引领医学人才培养，既培育适应当前医学发展需要的复合型人才，也关注未来医学的发展。二是专业结构新：一方面，新医科建设通过对现有医学专业的改革创新，在强调医学专业基础课程学习的同时，增加了数理、人文等课程的比重，还融入了人工智能、大数据等前沿学科内容；另一方面，新医科建设设置和发展了一批新兴医学专业，如精准医学、智能医学等，拓展了医学专业的范围。三是育人模式新：新医科建设在"医教协同"育人理念的基础上，引入"医教产研"一体化的育人机制，以临床实践为导向，探索和建立跨学科人才培养体系，开发创新型临床及医学科研实践基地，培养精医学、懂科技、通人文的新型医学人才。四是教育质量要求新：新医科建设不仅要求医学生要掌握基本专业知识与技能，还要求有学习和驾驭新兴科技的能力，更要有高尚的道德品性，打造具有中国特色的医学人才质量标准，不断提升医学人才培养质量，增强医学教育国际竞争力。

三、新医科背景下医学人才培养目标

新医科作为一种前瞻性的医学教育模式，旨在更好地满足未来医疗健康服务的多元需求，培养拥有高素质和多方面能力的医学人才。其目标不仅仅是传授医学知识，更强调培养医学生的综合素质，促进健康中国战略的推进实施。其具体目标主要包括以下几点。

1. 全面培养综合素质医学人才：新医科不再局限于医学知识的灌输，而是将教育的重点扩展至沟通技巧、职业道德、团队协作、科研能力等方面。这样的综合培养能够让医学生更好地适应未来医疗服务的多样性和复杂性。

2. 开展跨学科的学习和研究：新医科强调跨学科学习和研究，鼓励医学生涉猎生物学、化学、物理学、心理学、社会学等相关学科，从而增强他们解决复杂医疗难题的能力。

3. 注重临床实践和技能训练：新医科强调临床实践和技能训练的重要性。通过早期的临床接触和实践，医学生能够培养出敏锐的临床思维和实际操作技能。

4. 强化科研创新能力：科研创新是新医科的核心要素之一。新医科鼓励医学生积极参与科研项目，培养他们独立思考、解决问题和创新的能力，从而推动医学研究的不断进步。

5. 终身学习的理念：新医科强调终身学习的理念，培养医学生在不断变化的医学领域中保持学习、更新知识的能力。这种自我驱动的学习能力是医学人才持续成长和适应变化的关键。

6. 拓展社区服务和全球视野：新医科强调社区服务的重要性，通过参与社区健康服务，培养医学生的公共卫生意识和社会责任感。同时，也注重国际化教育，培养医学生具备全球视野和跨文化沟通能力，为应对全球医疗挑战做好准备。

在新医科的引领下，未来的医学人才不仅具备丰富的医学知识，还将成为具有高素质、多维能力的综合型人才，为医疗健康领域的发展贡献智慧和力量。这一全面的教育模式势必会为未来的医学教育和医疗服务注入新的活力和希望。

四、新医科背景下医学人才培养改革

新医科的提出标志着医学人才培养模式进入了一个新阶段。面对新的时代要求，医学人才的培养也需要进行相应的改革。具体可以从以下几个方面进行。

1. 更新教育理念：面向未来的医学人才培养不再仅仅注重专业技能的训练，

而更强调培养学生的创新思维、批判性思考、沟通技巧、团队合作、道德素养等。

2. 改革课程结构：在课程设置上，需要突出跨学科和模块化的课程设计，增加整合医学、人工智能、精准医学等多元化的学习内容，同时加强对医学人文、医学伦理、医学法律等方面的教育。

3. 强化实践训练：与传统的医学教育相比，新医科的培养更加注重临床实践。通过模拟实验、实习、临床轮转等方式，提高学生的临床技能和临床决策能力。

4. 注重研究能力的培养：鼓励学生参与科研项目，培养他们的科研兴趣和科研能力，使其更好地应对未来医学领域的发展。

5. 增强国际化教育：要培养具有全球竞争力的医学人才，需要将国际视野、跨文化交际能力的培养融入整个教育过程中，增强学生的国际化素养。

6. 推进终身学习：医学是一个快速发展的领域，医学人才需要有持续学习、自我更新的能力。通过推广终身学习的理念，帮助学生形成自主学习、持续发展的习惯。

五、新医科背景下医学教育改革原则

新医科是习近平新时代中国特色社会主义思想在医学教育领域的实践，是适应新时代科技革命、生命科学、医学和教育模式发展，基于人体认识、建模、优化理念的医学教育体系的重塑。医学与工科、理科、文科等多学科交叉融合的新医科，推动了新一轮的医学教育改革和人才培养模式创新。新医科的相关工作已逐步呈现从理念到行动的转变，新医科背景下的医学教育改革需要更系统的思考和更完善的体系设计，以切实将复合型、创新型卓越医学人才培养做实做细。

从工业革命发展看，工业革命4.0影响了医学的发展，互联网、智能化、脑认知、生物芯片、精准医疗、大数据等新概念层出不穷，创新业态催生大学教育转型，信息时代必须重构医学教育核心知识。从生命科学革命发展看，以系统生物学为基础的工程和物质科学与生命科学强有力地交叉、融合而带来的第三次生命革命已经拉开序幕，鼓励年轻人进入交叉学科，接受宽口径多学科教育的高等教育改革时机已成熟。从医学发展看，在工业革命和生命科学革命的影响下，"医+X"交叉发展医学模式已经到来，运用创新实践的医疗模式提供高水平的医疗服务，以满足人民群众的健康需求。医学人才需适应医学模式的转变，多学科交叉融合的新医科人才成为现代医学的需求。医学教育改革与创新对加强医学人才队伍建设、提高医疗卫生服务水平具有重要意义。现代医学教育经历了三代医学教育改革，在"大健康"理念下，现代医学的发展促使医学教育思考新一代的变革，新医科人才培养体系建设是中国医学教育的现实需求。

新医科背景下医学教育改革应坚持如下原则：

1. 坚持守正创新。

2018 年 8 月，中办、国办联合发布文件，提出发展新工科、新医科、新农科和新文科，即"四新建设"。新医科的本质是创新我国医学教育，新医科建设需要坚持守正创新，要明确继承和发展的关系，既要维持我国医学教育发展中所形成的中国特色医学教育体系，又要改革创新和发展医学教育，优化医学人才的知识、能力、素质结构，以适应新的科技变革、适应新的社会发展、适应人民对健康的新需求。坚持守正，创新才有方向，不断创新，守正才有活力。

2. 构建跨学科培养体系。

"六卓越一拔尖"计划 2.0 是"四新建设"的总抓手，虽然新医科与新工科、新农科、新文科存在学科交叉，但需明确，新医科运用工程及技术等方面革命性的进步重塑医疗，进一步推动医、教、研的发展，而新医科背景下医学教育改革的人才培养目标是卓越医师。比如智能医学复合型人才，以卓越医师为主体，属于新医科范畴，而以卓越工程师为主体，则属于新工科范畴。新医科建设的核心是医学科学知识体系的重构，其教育改革强调在卓越医师培养体系中，融入与医学相关的人文科学、社会科学、物质科学、生命科学、数据科学、工程科学等知识。

3. 强调协同发展。

"四新建设"是中国高等教育改革的目标。新工科是主动应对第四次工业革命、提升国家硬实力的先手棋，新医科是构筑健康中国、提升全民健康力的重要基础，新农科是贯彻"两山"理念、提升生态成长力的重要举措，新文科是发展社会主义先进文化、提升国家文化软实力的重要载体。"四新建设"你中有我，我中有你，交织交融，相互支撑。新医科的发展和医学教育改革必然借助新工科、新农科、新文科之力，也必然助推新工科、新农科、新文科之势。

第三节　健康中国战略下新医科发展战略与深化路径

党和国家历来高度重视人民的生命健康。在党的二十大报告中，习近平总书记将推进健康中国建设作为新时代增进民生福祉、提高人民生活品质的重要战略要求，这不仅是对人民身体健康的关切，更是对人民全面发展的深刻关怀。健康中国战略顺应了人的全面发展的根本需求，响应了人民群众对美好生活的现实需要，适应了社会主义现代化建设的发展目标。《"健康中国 2030"规划纲要》的颁布为健康中国战略的深入推进擘画了宏伟蓝图，为新医科建设的高质量发展明确了行动纲领，为新医科人才的高水平培育提供了实践指南。现今，面对后疫情时代提出的新挑战、实施健康中国战略的新任务、世界医学发展的新要求，新医科建设作为健康中国战略的重要组成部分，亦面临着新的历史使命。在全球医学领域的新要求下，新医科建设需要以更大的决心和远见，不断创新和优化。

在这一背景下，明晰健康中国战略下新医科建设的发生机制与形成机制显得尤为迫切。这不仅涉及政策设计和落地的合理性，更关系到整个医学体系的高效运行。新形势要求我们深入总结经验，不断完善新医科建设的活动机制，确保其能够持续稳健地推进。在健康中国战略的引领下，新医科建设正站在新的起点上。我们有理由相信，通过明晰机制、深化改革、持续创新，新医科建设将不断走向成熟，向健康中国战略的目标不断迈进，为人民的幸福生活做出更加积极的贡献。

一、健康中国战略下新医科建设的深成逻辑

新时代催生新形势，新形势推动新发展，健康中国战略为新医科建设绘就发展蓝图，新医科建设则为健康中国战略提供生机活力，健康中国战略与新医科建设构成了交互协同的有机系统。在新时代，随着健康中国战略的深入推进，新医科建设将呈现出新的发展规律。

（一）健康中国战略下新医科建设的思想内蕴

健康中国战略作为党中央立足于国家健康发展全局与人民根本健康需求所提出的重大战略部署，传承了中华传统养生文化，结合了马克思的健康思想，体现了中国共产党的健康理念，在新时代系统推进健康中国战略将极大地丰富新医科建设的思想内蕴。首先，新医科建设从中华传统养生文化中汲取思想营养，并结合新时代、新特质批判地继承了中国传统整体观、形体恒动观、阴阳协调观、天人相应观、形神相因观等思想，传承着中华民族千百年所积淀的医学智慧，具有深厚的历史内蕴。其次，新医科建设以马克思的健康思想为指导，以历史唯物主义为方法论，始终将人民的生命健康置于首位。马克思曾在《资本论》中多次谈及工人严重的健康问题，强调无产阶级运动应注重工人健康状况的稳步改善，工人的健康状况将直接影响无产阶级运动的落实质量。再次，中国共产党的健康理念继承并发扬了马克思的健康思想。党在1921—1948年革命时期主张减少疾病、消灭疾病，1949—1977年建设时期提出为人民卫生工作而奋斗，1978—2012年改革时期强调以社会效益为最高准则，2013年至今强调以人民健康为中心。中国共产党的健康理念经历了漫长的发展历程，为新医科建设实现高质量发展提供了充分的思想借鉴。

（二）健康中国战略下新医科建设的理论底蕴

党和国家在马克思主义科学理论的正确指导下，做出了实施健康中国战略的伟大决策。健康中国战略结合了马克思关于人的全面发展理论、系统论以及实践论，为新医科建设实现高质量发展提供了一定的理论指导。马克思关于人的全面发展理论承载着马克思对共产主义理想社会的崇高追求，马克思既强调人是个体性与社会性的统一，认为每个人的自由发展是一切人的自由发展的条件，也强调人是身体与精神的统一，指出只有健全的身体，才有健全的精神。新医科建设遵循了人的个体性与社会性，适应了人的身体与精神的发展，体现了现代医学对人民群众健康需求的积极回应，具有鲜明的发展特性。同时，健康中国战略下新医科建设的高质量推进作为国家发展战略与医学学科建设的深度对接，充分符合马克思系统论与实践论的理论要求。根据马克思的系统论，新时代推进健康中国战略下新医科建设的高质量发展，要求多种社会要素相互配合、相互作用以及相互转化，进而在多种社会要素的交互影响下实现从自在整体向自为整体的成长转换，其中自为整体作为在人民群众的生活实践中所形成的、时刻反映着人民群众健康诉求的有机系统，始终引导着新医科建设在遵循人的发展特性、社会的整体需求、时代的实践要求中实现高质量发展。

（三）健康中国战略与新医科建设的历史承续

当前，为厘清健康中国战略与新医科建设之间的内在逻辑，应充分把握健康中国战略下新医科建设的历史承续性。首先，新医科建设的发展目标承续着健康中国战略的推进要求。健康中国战略作为国家宏观层面的发展战略，要求从医学、体育、教育等多学科领域协同发力。新医科建设则是针对医学领域的学科建设，更强调如何在新时代推动我国医学学科的高质量发展，主要以医学领域为切入点，为健康中国战略的深入推进积累丰富的实践经验。其次，新医科建设的内容设计承续着健康中国战略的现实规划。健康中国战略强调将人民群众的健康问题融入国家的各项具体规范中，把政策重点放在保障人民健康相关的社会政策方面，把人民的健康需求视为健康中国战略中各项具体规范的出发点与落脚点。新医科建设的内容设计则以医学教育改革为轴心，以预防和治疗疾病、保护和增进人民健康为主线，各项内容的具体实施最终也将回归于人民主体，在根本上符合健康中国战略的现实规划。此外，新医科建设的实践安排承续着健康中国战略的部署要点。健康中国战略着力从理念创新、体制完善、机制健全、治理优化等方面进行重点部署，其先于新医科建设实施并取得了重大成就，为推动新医科建设的高质量发展提供了积极的经验借鉴。

二、健康中国战略下新医科建设的价值导向

现今，为推动新医科建设的高质量发展，应主动对接、精准把握、充分满足新时代健康中国战略的实施要求，坚持人民导向、现实导向、发展导向，善于聆听新时代的现实呼唤、回应新时代的价值诉求、回归新时代的发展实践，从根本上推进健康中国战略下新医科建设的深入开展。

以人民为中心是健康中国战略下新医科建设实现高质量发展的根本价值取向，以人民为中心既强调"人"的中心地位，也注重"民"的政治内核，蕴含着中华传统民本思想的朴素价值观与深刻辩证法。中华传统民本思想从夏商西周时期的孕育萌芽、春秋战国时期的理论形成、汉唐时期的发展完善、明清时期的蜕变成熟到近现代的转换质变，已积淀为中华民族的文化瑰宝，渗透进中华民族的思想血液。然而，与中华传统民本思想不同的是，西方思想学家注重探讨人本身，强调人的自然性与社会性，但较少关注人的政治性。在西方思想史中，马克思人学思想占有重要地位。马克思哲学思想通过把握人的本质、人的需要、人的价值，着力探究人的发展与人的解放，重点研究人及人的现实生活，更强调人们的存在就是他们的现实生活过程。历史经验充分证明，党和国家始终把人民生命安全和身体健康放在第一位，始终坚持以人民为中心的价值取向，领导广大人民坚守阵地、战胜疫情。基于此，为深化健康中国战略的人民实践，新医科建设应以保卫人民生命安全、守护人民身体健康为价值旨归，始终将人民的健康需求置于首位。

三、健康中国背景下发展新医科的重要意义

（一）创新医学人才培养体系，助力健康中国

《"健康中国2030"规划纲要》指出，健康是促进人的全面发展的必然要求，是建设社会经济的基本条件，更是全国人民的共同愿望。党的十九大提出了实施健康中国战略的发展决策。自此，维护人民健康被提升到了国家层面，与之相对应的人才培养、教育体系的建设也迎来了新的挑战。学校只有构建更为完善的人才培养体系，做好医学教育改革，创新教学模式，才能提升医学专业人才培养的质量，消除医疗服务与用人需求之间的矛盾。新医科以人民的医疗服务诉求为参考，将现代医疗体系建设的要求融入专业教育活动中，推动医疗体系的进一步建设，从而提高人才培养质量，解决现代医疗服务中存在的用人问题。对于新时期的医疗服务来说，新医科既是基于教育角度对新时期医疗人才培养工作做出的回

应，也是提升医学人才培养力度的有效方法。正是有了新医科的支持，健康中国战略才能全面推进。

（二）全面提升医疗人才素质，实现全面育人

中国工程院在 2016 年发布了医学院校教育规模布局及人才培养发展战略研究的项目研究报告，报告中指出，新时期下的医疗服务要坚持推陈出新的发展思路，在创新医学教育工作的同时深度落实医学人才培养实践，打造复合型医疗人才培养体系，加快现代医疗服务人才的专业化发展。这一行动目标的提出构建了以学科交叉融合创新为特点的人才培养新模式，为专业医疗人才的成长提供了更多经验。新医科遵从的是从人的整体出发，结合先进的医疗知识和临床经验整合教学工作的教学指导理念。新医科的教学涵盖了环境、社会、心理、工程等方面的内容。新医科以培养素质过硬、能力出色、思想先进的新时代人才为目标。从狭义的角度来看，新医科对医疗教育活动提出了新的要求，推动了全新的人才培养模式。从广义的角度进行分析，新医科消除了医疗服务与学生素质之间的差距，构建了面向医疗教育、面向社会活动的全新服务体系，为新时代医疗人才的全方位发展提供了新的成长空间。也正是因为如此，新医科能够以更为强大的竞争力服务于健康中国的建设，进一步提升自身的教育竞争价值。

（三）积极服务现代医疗活动，加强多元联动

随着现代医疗服务体系的不断改革，我国人民的疾病表现、整体的生态环境和生活方式已经发生了显著变化，多重疾病威胁共存、多重健康影响因素交互的复杂局面已经形成。为全面提升医疗服务水平，建立更为完善的医疗教育保障制度，必须在教学管理工作中建设完善的教学质量评价体系，设计涵盖基础课程、临床医学、公共卫生等多方面的医疗服务框架。新医科的出现对这一诉求做出了回应：学校与教师可以建立多策并举的医疗教育服务模式，基于公共卫生、药学、护理、康复等方面的内容组织教育教学指导工作，改变传统医学治疗当先、预防为零、临床先行、宣传脱轨的尴尬局面。健康中国战略对医疗教育服务提出了新的要求，能引导高等医学院校完成从局部到整体的教育改革。也正是因为如此，新医科的传统医疗人才培养机制才能向着大医学的方向不断推进。

四、健康中国战略下新医科的发展方向

健康中国战略对医疗卫生服务以及医学教育都提出了更高的要求，这为新医科的发展提供了新的机遇和挑战。在这一背景下，新医科可以从以下几个方面发展。

（一）全科医学教育

全科医学教育是一种强调全面、连续、综合性医疗服务的医学教育方式，培养的全科医生在医疗系统中起着重要的门户医生作用。

全科医学教育的特点：①全面性，全科医生需要掌握广泛的医学知识，能够处理各种常见病和多发病，同时对罕见病也有一定的识别和处理能力。②连续性，全科医生通常负责患者的终生医疗保健，不仅包括疾病的诊断和治疗，还包括预防保健、康复医学、心理社会援助等。③综合性，全科医生需要结合患者的生理、心理、社会等多个层面，提供综合的医疗服务。

全科医学教育在全球许多地方都得到了重视和推广。例如，英国和美国的医疗体系中，全科医生扮演着核心角色。在中国，随着健康中国战略的推进，全科医生的需求也在不断增加，全科医学教育得到了相应的发展。

全科医学教育的主要任务包括使全科医生掌握全科医学知识技能，注重临床思维和临床决策能力的训练，提高医生的沟通技巧和团队协作能力，培养终身学习的意识等。随着对全科医生需求的增加，新医科需要更加重视全科医学教育，提供全科医生培养项目，为社区卫生服务提供有力支持。

（二）公共卫生教育

健康中国战略强调预防优于治疗，这就需要新医科在公共卫生教育方面进行改革，培养更多具有公共卫生知识和技能的医学人才。

公共卫生教育涵盖公共卫生基础理论和实践技能，旨在培养能够改善和保护社区健康的专业人才。这个领域重视疾病预防和健康促进，强调群体健康的观念，关注人口健康状况的决定因素，以及改善这些因素的政策和措施。

公共卫生教育的主要内容：①流行病学，通过研究疾病的分布和影响因素来预防和控制疾病的发生和传播。②环境卫生，研究环境因素如水、空气、食品等对人群健康的影响，以及预防和改善方法。③健康教育和健康推广，提供信息和技能，使人们能够做出有利于健康的决策，同时也包括政策和环境的改善，以便支持健康行为。④卫生服务管理，提供高效、高质量、公正的卫生服务的管理方法和策略。⑤生物统计学，利用统计方法来收集、分析、解释公共卫生数据，以提供决策支持。

在全球范围内，公共卫生教育的需求正在增加，许多高等教育机构都开设了公共卫生专业或课程。在中国，随着健康中国战略的提出，公共卫生教育的重要性日益凸显，得到大力推广和发展。

（三）强化继续教育

医学是一个快速发展的领域，医学人才需要进行终身学习。新医科需要提供高质量的继续教育项目，以保证医学人才的专业技能和知识能够与时俱进。

医学技术创新是推动医疗卫生事业发展的重要驱动力，不仅可以改善医疗服务的质量和效率，提高患者的生活质量，还可以帮助解决卫生服务资源短缺、卫生服务不均等问题。

医疗设备与仪器的创新包括医疗影像技术、手术机器人、便携式医疗设备等。例如，人工智能在医疗影像诊断中的应用可以提高诊断的准确性和效率。生物医学技术的创新，包括基因编辑、干细胞治疗、精准医疗等，给疾病的预防和治疗带来革命性的改变。数字医疗和远程医疗通过移动设备、云计算、物联网等技术，可以打破地域限制，提供更加便捷和个性化的医疗服务。大数据和人工智能的发展使得我们能够分析大量的医疗数据，发现新的疾病相关因素，提供更加精准的诊疗方案。

医学技术创新需要相应的教育和培养。医学教育应注重提升学生的创新思维和技术能力，鼓励他们积极参与医学技术的研发和创新。同时，也需要在伦理和法律框架下，合理利用和管理这些新技术，确保其在改善医疗服务的同时，尊重和保护患者的权益。

五、健康中国战略下新医科建设的实践探索

随着人口老龄化程度加剧，亟须推进健康中国战略下新医科建设的实践探索，从理念创新、人才供给、体制完善三个重点着手，进一步谋划新医科发展全局、规范新医科人才培育、完善新医科保障机制，助推健康中国战略与新医科建设协同发展。

（一）创新健康理念，谋划医学发展

理念创新引领实践发展。新医科建设的内涵是发展创新型、科技型、综合化的医学教育，目标是培养精医学、懂科技、善创新的卓越医学人才。健康中国战略的深入推进要求培育大批医学人才，新医科建设将迎来新的发展契机。

第一，创新型理念——激活新医科发展内生动力。创新型理念强调遵循社会发展规律，与时俱进地回应时代之需、解决时代之问，并非理论意义上的空中楼阁，正如马克思指出人应该在实践中证明自己思维的真理性，即自己思维的现实性和力量，自己思维的此岸性。创新型理念于社会实践中生成，被社会实践赋予现实性和力量，创新型理念具有前瞻视野与先导力量，以创新型理念激活新医科发展的内生动力，应将创新型理念融于新医科人才培育体系，通过改革医学课程体系、提升双师型教师素质、优化医学人才评价体系与就业机制，推动"医教产研学"的创新融合。同时，还应不断强化医学生在理论学习、实验操作、临床实

践中的创新思维与创新能力培养，完善医学生奖助体系，健全医学生创新创业激励机制，加大国家财政对医学产业孵化基地的投入力度，进一步加快医学科研成果的转化速率，以创新型理念培育善创新的卓越医学人才，深度激活新医科发展的内生动力。

第二，科技型理念——技术赋能推动新医科发展。在信息技术时代，科技型理念同医学学科的结合日益紧密。新时代，为贯彻健康中国战略、深化新医科实践，我国相继建立起重症医学数据库、组学数据库以及其他主题的数据库，并将人工智能运用于医学影像、心电图、组学分析、疾病预测与不良风险预测等方面。科技型理念推动了医学领域的重大变革。马克思曾指出自然科学通过工业进入人的生活，改造人的生活，并为人的解放做准备。科技发展将极大地改造人的生活。科技型理念推动了新医科的高质量发展。当前，为服务健康中国战略的现实需求，新医科建设应始终以科技型理念为指导，将科技服务于全生命周期、健康全过程，将最新技术融入高等医学教育，以科技型理念培育懂科技的卓越医学人才，同时借助技术赋能积极探索新型卫生服务模式，如健康医疗大数据转化系统、医学图像识别系统、医学机器人诊疗系统以及智慧医学教育系统等。

第三，综合型理念——交叉学科丰富新医科发展。健康中国战略要求培育大批精医学的综合型人才，通过设置交叉学科，促进医工、医理、医文学科交叉融合。首先，创建医工融合的新型培育体系，应积极设置医工融合的培养目标、创新医工实验的课程体系、深化医工交叉的课题实践，如山西医科大学的纳米医学课程建设、华北理工大学开设的生物信息学前沿课程等，为培育复合型医工人才提供了广阔的发展平台。其次，创新医理融合理念。要勇于打破医科与理科之间的学科壁垒，如同济大学将医学同物理学相结合、华北理工大学将医学同数学相结合、蚌埠医学院将医学同生物学相结合等，运用综合型理念逐步探索出医理融合的新模式。最后，坚持以医文融合理念为价值引导，深度结合校本特色，探索出综合型课程体系，如天津医科大学的创新通识课、安徽医科大学的医患沟通学以及锦州医科大学的医学管理课等，设计综合型课程为推进"医学＋X"多学科背景的复合型创新拔尖人才培养积累丰富的实践经验。

（二）对接社会需求，规范人才培养

配备高素质、高水平、高质量的新医科人才队伍是保障新医科建设高质量发展的必要条件，要以健康中国战略实施、新医科建设发展、医学教育改革的社会需求为现实导向，精准对接社会需求，不断提升新医科人才总量、提高新医科人才质量。

第一，对接人才需求，开展精准培养。在经济新常态下，我国经济的发展重点逐渐从需求侧管理转向供给侧改革，但基于资源的有限性与需求的无限性，国家指出城市型大学要结合人才需求和教育资源状况，科学合理设置医学院，通过开展社会调研，如毕业生就业状态滚动调研、农村从医人员生活状态调研、基层从医人员状态调研等，精准对接当代社会的现实需求，助推新医学人才的精准培养。各大医院应精准把握社会需求的现实动向，完善高层次医学人才的遴选标准，拓宽高层次医学人才的引进渠道，加大对高层次医学人才的精准培育与科学引进，进一步提高专业水平。

第二，提升人才总量，实现规模培养。深入推进健康中国战略亟须实现新医科人才的规模化培养。坚持以我国医学发展的现实需求为价值导向，确定新医科人才培养的总体规模，着力培养高水平的新医科人才。各城市型大学要以医学学科为主体设计，从培养目标、培养模式、课程体系、师资队伍、管理机制、国际交流合作、招生就业等方面进行系统探索，创新本研博一体化人才培养模式，积极开展跨国家、跨平台、跨领域的学术交流活动，善于汲取国内外各城市型大学医学学科建设的经验教训，推动"医教产研学"协同发展，进一步实现新医科人才培养的专业化与规模化，如安徽医科大学采取学院＋中心的"产学研用"一体化模式，积极融入合肥市综合性国家科学中心，致力于打造长三角地区首个新医科中心，有效推进了新医科人才培养模式的探索实践。同时，各大学应具体结合本校特色打造新医科人才培养体系，设置新医科人才的课程培养任务，优化学术型、应用型双导师建设，以附属医院为主阵地搭建临床教学与实践基地，充分运用互联网技术开展临床模拟，进一步提升新医科人才的综合素质与临床能力。

第三，提高人才质量，优化人才结构。健康中国战略下新医科建设要实现高质量发展，应全面优化新医科人才的培养结构，全力提升医学院新医科人才的培养质量，尝试以国家政策为导向吸引优质生源报考医学专业，严格控制临床人才招生规模，逐渐加大护理人才队伍，稳步发展本科临床中医教育，适度扩大研究生招生规模，提升新医科人才的总体学历水平。此外，为强化各大学的医学学科建设，要不断完善全科医学人才培养体系，加快推进高水平公共卫生人才建设、高层次复合型医学人才建设，实现新医科人才培养结构的综合优化。同时，应重视城市型附属医院实践基地建设与综合性医学教育管理建设，深化医药基础理论的创新研究，不断完善医学学科建设的质量评估体系，着力培养高水平、高质量的新医科人才。

（三）改革培训体系，完善保障机制

为高效推进健康中国战略，应着力改革医学人才培训体系，以住院医师规范化培训积累医学生的实践经验，以继续医学教育提升医学生的专业水平，以完善新医科人才保障机制营造良好的培训环境，助推新医科建设实现高质量发展。

第一，健全住院医师规范化培训体系。1993 年，我国住院医师规范化培训

开始在全国试点。总体上，我国住院医师规范化培训起步较晚，发展尚未成熟，培训体系还有待完善。在培训内容设计上，应注重医学基础理论、医学临床实践、医学人文精神的教育以及科研能力、临床思维、医德医风的培养。在培训结构设计上，要适度向全科、儿科、公共卫生等紧缺专业倾斜，加大对研究型、应用型、复合型医学人才的培养力度。在培训薪酬设计上，应综合考虑当地的薪资标准，对紧缺专业人才的培训薪资给予一定政策倾斜。在培训管理设计上，加强培训动态管理，完善成员沟通与反馈机制，不断优化现有培训制度，实现培训管理制度化。在培训环境设计上，既要加强培训教师队伍建设、信息化建设、培训基地设施建设，也要注重精神建设，营造良好的精神文化氛围，进一步缓解住院医师规范化培训阶段的职业倦怠、消极怠工等问题。

第二，推进继续医学教育的创新发展。继续医学教育是继医学院基本教育之后，在职医疗卫生技术人员进行知识、理论、技术更新的一种重要手段。随着健康中国战略的系统推进，继续医学教育作为新医科建设的重要一环，应在教育内容上将医德医风、法律法规、急诊和重症抢救、感染和自我防护，以及传染病防控、健康教育等知识与技能作为必修课。当前，我国继续医学教育主要分为线下面授、线上授课、自主学习三种模式。学者逐渐探索出融线下面授、线上授课、自主学习三种模式为一体的双线混融教育新模式。双线混融教育实现了教学目标层次化、教学内容多元化、教学方法自主化、教学评价弹性化，推动了继续医学教育的创新发展。同时，创新继续医学教育的模式，离不开以需求为导向的顶层设计、以问题为导向的反馈机制、以结果为导向的评价体系，还需结合继续医学教育的推进实效进行再探索。

第三，完善新医科人才保障机制建设。新医科人才保障机制的有效运行，是实施健康中国战略、科教兴国战略、人才强国战略的重要基石，也是推动新医科建设高质量发展的重要环节。当前，落实新医科人才保障机制建设的关键在于加强组织领导，党和国家着眼于新时代我国医学教育的发展全局，对新医科人才保障机制进行了综合管理与统筹规划，明确各地有关部门应把医学教育创新发展纳入本地区经济社会发展规划和本部门重点工作计划，制订实施方案和配套政策措施，加大对新医科人才政策保障的投入力度，对各大学的医学学科建设与医学研究基地建设给予政策支持，有序推进卓越医生教育培养计划 2.0 等国家重大战略工程。同时，充足的资金投入是新医科人才保障机制建设的物质支撑，要充分调动社会团体、医疗机构、公民个人的出资积极性，拓展多方出资渠道，健全多元化、可持续的医学教育经费保障机制和政府投入动态调整机制，促进新医科人才保障机制的发展和完善。

第二章　城市型大学医学人才培养的借鉴与对比：基于国内外高水平大学的经验

第一节　国内医学人才培养概况

一、国内医学人才培养背景

（一）社会发展对医学教育改革提出迫切要求

新时代，人们对享受高水平的医疗卫生服务的需求越来越迫切。健康是衡量经济社会发展和人民幸福的重要指标，在生物－心理－社会－环境－工程的大健康医学模式下，现代医学和医疗事业的发展需要充足的、高素质的医务人员予以保障。

医学教育关乎卫生和教育两大民生工程。为了满足社会发展需求和人们对健康的需求，医学教育需要做出相应的改革，医学人才培养不仅需要关注医疗救治，也需要关注疾病预防。2019 年年底暴发的新型冠状病毒感染疫情，使我们深刻意识到医学教育改革的重要性和紧迫性。在抗疫过程中，人们发现当前人才培养体系与"大健康、大医学"的教育理念不符合，临床医学人才的公共卫生和疾病防控能力的不足暴露了我国临床医学专业在预防医学教育上存在明显短板。此次疫情为现代医学教育模式的转变提供了契机。面对新的健康需求，需要进行医学教育改革，培养一批适合社会发展的医学专业人才，为我国实现全民健康提供坚实的人才保障。

（二）健康中国战略对医学教育改革提出了时代新要求

2015 年，在党的十八届五中全会上首次提出了推进健康中国建设。2016 年 8 月，习近平总书记在全国卫生与健康大会上强调，要把人民健康放在优先发展的战略地位。《"健康中国 2030"规划纲要》指出，健康是促进人的全面发展的必然要求，是社会经济发展的先决条件，是国家富强和民族振兴的重要标志。2017 年 10 月，党的十九大报告指出，实施健康中国战略，完善国民健康政策，为人民群众提供全方位全周期健康服务，为我国现代医学的发展带来了重大机遇。2018 年，时任教育部副部长的林蕙青在全国医学教育发展中心成立大会上强调，实施健康中国战略，凸显医学教育地位，开阔医学教育发展领域，提升医学教育质量。健康中国既是国家治理和国家发展的目标，也是实现人民的美好生活和实现民族复兴的制度前提。

（三）高等院校改革为临床医学专业的内涵式发展提供契机

2014 年 11 月，教育部等六部门印发的《关于医教协同深化临床医学人才培养改革的意见》指出，要深化院校教育改革，提高人才培养质量。2017 年，《国务院办公厅关于深化医教协同进一步推进医学教育改革与发展的意见》指出，医教协同推进医学教育改革与发展，是推进健康中国建设的重要保障。2015 年 10 月，国务院印发了《统筹推进世界一流大学和一流学科建设总体方案》，加快推进双一流建设是我国高等教育的主要任务，要着力培养富有创新精神和实践能力的创新型、应用型、复合型优秀人才。2018 年 8 月，中共中央办公厅提出高等教育要发展新医科。目前我国高等医学教育改革的重要任务是培养高素质的医学人才，提高医学人才培养质量。临床医学专业培养的是未来的医学人才，其人才培养质量直接影响我国现代医学的发展。2008 年，教育部研究提出临床医学专业必须达到的基本教学要求，并将《本科医学教育标准—临床医学专业（试行）》作为本科临床医学专业认证的参考标准。2012 年，为加快推进临床医学教育改革，教育部和卫生部共同实施卓越医生教育培养计划，用于培养高水平医师。卓越医生教育培养计划旨在培养具有人文素养、崇高职业素质、扎实专业知识、创新能力和实践能力的未来医学人才。

二、临床医学人才培养历史沿革

（一）临床医学教育、临床医学人才培养相关政策文本

国家出台了一系列医学教育相关政策，高等教育临床医学人才培养政策关注度不断提升。通过在中国政府网的国务院政策文件库检索，笔者找出与临床医学教育、临床医学人才培养密切相关的政策文本，见表 2-1。

表 2-1　与临床医学教育、临床医学人才培养密切相关的政策文本

文件名称	发文年份
《全国重点高等学校暂行工作条例（试行草案）》	1978 年
《关于整顿和发展高等医学院校临床教学基地问题的意见》	1980 年
《高等医学院校五年制口腔、卫生、儿科和四年制药学专业教学计划》	1982 年
《关于培养临床医学硕士、博士学位研究生试行办法》	1983 年
《关于科教方面简政放权的几点意见》	1984 年
《中共中央关于教育体制改革的决定》	1985 年
《关于改革和发展高等医学教育的意见》	1988 年
《高等医学院校教学医院临床暂行规定》	1989 年
《住院医师培训试行办法（修订）》	1991 年
《继续医学教育暂行规定》	1991 年
《中华人民共和国执业医师法》	1998 年
《2001—2015 年中国医学教育改革和发展纲要》	2001 年
《护理、药学和医学相关类高等教育改革和发展规划》	2004 年
《卫生部继续医学教育"十一五"规划》	2006 年
《本科医学教育标准—临床医学专业（试行）》	2008 年
《关于加强医学教育工作提高医学教育质量的若干意见》	2009 年
《关于实施临床医学教育综合改革的若干意见》	2012 年
《关于实施卓越医生教育培养计划的意见》	2012 年
《关于建立住院医师规范化培训制度的指导意见》	2013 年
《关于医教协同深化临床医学人才培养改革的意见》	2014 年
《关于做好七年制临床医学教育调整为 5+3 一体化人才培养改革工作的通知》	2015 年
《"健康中国 2030"规划纲要》	2016 年
《关于深化医教协同进一步推进医学教育改革与发展的意见》	2017 年
《关于改革完善全科医生培养与使用激励机制的意见》	2018 年
《关于加强医教协同实施卓越医生教育培养计划 2.0 的意见》	2018 年
《关于深化本科教育教学改革全面提高人才培养质量的意见》	2019 年
《关于加快医学教育创新发展的指导意见》	2020 年

（二）医学教育政策历史沿革

医学教育政策适用于临床医学人才的培养，通过梳理医学教育政策历史沿革探究临床医学人才培养的发展规律。根据医学发展趋势、关键性事件、政策文本内容，医学教育政策可以划分为以下 5 个阶段。

1. 恢复期（1978—1984 年）：高等医学教育专科化发展，医学教育政策倾向国家本位，政府发文颁布教学计划大纲，组织教材编写，管理学生、培养师资，整顿和发展院校临床教学基地等，医学院活力有限。

2. 整顿期（1985—2000 年）：医学教育政策向市场本位转变，调整人才培养层次结构。成立医学教育专家委员会，进行人才培养改革指导。改变以本科培养为主的结构，大力发展医学专科教育，满足广大农村对医学人才的需求。临床医学教育、临床医学人才培养有了新要求，《中华人民共和国执业医师法》从法律角度规定医师资格和素质。激发办学潜力，医学人才培养规模和效益有所提高。

3. 发展期（2001—2008 年）：高等医学教育进入大众化阶段，医学教育政策向教育本位转型。《2001—2015 年中国医学教育改革和发展纲要》指出，调整医学教育的结构、规模层次、布局、质量。优化人才培养层次结构，提升人才培养质量，缩减中等医学教育规模，实施本科临床医学教育专业认证。政府各部门加强沟通协作，提高对医学本科生的生均拨款定额，加大对医学教育的投入。

4. 医教协同转型期（2009—2018 年）：2009 年是新医改的开端之年，国家本位与教育本位融合，医学教育改革向标准化、规范化、内涵提升发展，多部门协同工作，逐步实现临床医学类一本招生，从招生提升医学教育质量。以学生为中心，关注临床医学生成长，加强内涵建设，提高临床医学人才培养质量。深化医学院内部管理体制和教学改革。加强学生启发式、探究式、批判式学习，强化学生专业素养和知识，培养社会责任感和科学精神，提升学生临床实践能力和岗位胜任能力，促进医学院和附属医院在临床医疗、科学研究和人才培养方面的融合。

5. 体系健全期（2019 年至今）：随着世界医学的发展、健康中国战略的实施，我国需要优化医学教育人才培养结构，提高培养质量，健全医学人才培养体系，让其具有中国特色。切实推进医学教育创新发展，建设新医科，加强高层次复合型医学人才培养，分类培养应用型、研究型和复合型医学人才，加快具有仁心仁术的医学人才的培养。

（三）政策文本对临床医学人才培养的要求

为社会提供优质的临床医学人才是医学教育的根本目的。医学教育的第一个阶段是本科医学教育，本科医学教育是学生毕业后继续深造和执业的基础。

1.《本科医学教育标准—临床医学专业（试行）》指出，要培养具有良好职业素质、终身学习和初步临床能力的临床医学毕业生，从思想道德与职业素养目标、知识目标、技能目标细化本科医学毕业生应达到的基本要求。该标准虽然未对医学本科生科研能力目标做具体的要求，但在其他三个目标中有所渗透，例如：具有科学态度、分析批判和创新精神；独立利用现代信息技术和图书资料研究医学问题，使用外语阅读医学文献；自主学习和终身学习的能力等。

2.《关于卓越医生教育培养计划的意见》《关于加强医教协同实施卓越医生教育培养计划2.0的意见》指出，通过改革基础性本科临床医学人才培养夯实其在医学人才培养中的基础地位。在德育素质上，加强思想政治教育和职业素养教育；在技能上，加强沟通能力和团队合作能力的培养；在创新思维上，提升终身学习、信息管理和批判性思维能力。

3.《关于深化本科教育教学改革全面提高人才培养质量的意见》提出深化改革，德智体美劳全面发展。在思想政治教育上，坚持立德树人，思想政治理论课为关键课程，思政建设为关键环节，全员、全过程、全方位育人；在实践育人上，改进实习运行机制，通过实习过程优化管理和实习导师强化职责提升学生实习效果，深化校企合作、产教融合，在临床医学人才培养过程中建设好实践基地，加强城市型大学与教学医院、附属医院的合作，医教协同；在科研育人上，推动科研成果转化为教学资源，科研反哺教学，加强对学生科研活动的指导，激发其科研兴趣，提高其科研实践和创新能力；在教育教学上，大学的物质资源、经费、人员向本科教育倾斜，以本为本，以新医科提升内涵，健全本科生学业导师制度，让教授到本科教学一线，全员、全方位支持本科教育。

4.《关于加快医学教育创新发展的指导意见》指出，培养医学生新内涵，通过仁术、学术、技术、艺术教育，在思政教育上，发挥课程思政作用，提升医学生职业素养，培养医学生救死扶伤的精神，教授医学伦理和科研诚信；在学术上，夯实医学理论基础；在技术上，强化临床实践思维和能力，发挥附属医院培养医学人才的作用，早临床、多临床、反复临床；在医药创新上，加快医药基础研究，多学科交叉融合，产学研融通创新。

第二节　国外医学人才培养概况

一、国外医学院概况

医学院是许多城市型大学的重要组成部分。国外的医学院通常会将研究和教育融合在一起，让学生在学习的过程中不断实践。国外医学院有各自的优势和特点，目标都是培养出能够适应现代医学发展的优秀医生和医学研究者。其不仅提供基础医学、临床医学的研究和教育，还有生物医学、医学工程等交叉学科的研究和教育。

（一）美国

美国的医学院大致可以分为公立和私立两种。哈佛大学、约翰斯·霍普金斯大学、斯坦福大学等私立大学的医学院在全球范围内享有极高的声誉。公立大学如加利福尼亚大学旗下的多个分校、华盛顿大学等也有非常优秀的医学院。美国医学院的主要特点是对科研和临床实践同等重视，许多医学院有与之相关的医院和研究中心。

美国的医学院被公认为世界上顶尖的医学教育机构之一。许多美国医学院的毕业生在全球范围内的医学界有着重要的影响力。

1. 美国知名医学院概况。

哈佛医学院：世界上知名的医学院之一。它以卓越的科研能力和严格的学术要求而著名。哈佛医学院的研究成果包括多项医学突破和创新，其毕业生遍布全球的医疗和科研机构。

斯坦福医学院：世界顶尖的医学教育机构之一。它的教学和研究覆盖了生物医学的各个方面，包括基础研究和临床应用。斯坦福医学院实现了诸多医学创新和突破。

约翰斯·霍普金斯医学院：美国早期创办的医学院，也是世界上知名的医学院之一。约翰斯·霍普金斯医学院的研究工作在全球医学界有着很高的影响力，其临床医学教育也一直处于全球领先地位。

宾夕法尼亚大学医学院：美国早期创办的医学院，它在医学教育和科研方面有着悠久的历史。其临床医学和基础医学教育都非常优秀。

加利福尼亚大学旗下的多个分校医学院：加利福尼亚大学旗下的伯克利分校、洛杉矶分校、旧金山分校等都有医学院，其研究和教育都非常优秀。

2. 美国医学人才培养模式概况。

美国的医学院一般提供医学学士（MB）和医学博士（MD）两个主要的学位。医学学士课程一般需要 4 年时间，主要教授基础医学知识和临床技能。医学博士课程则通常需要 4 年的医学学士教育后再进行 3～7 年的医学专业住院医师训练。美国的医学教育非常注重临床实践，医学生在学习过程中有大量的时间在医院进行临床实习。

另外，很多美国医学院还开设了博士后项目和继续教育课程，以满足医生和医学研究者进一步提升医学知识和技能的需求。除了在教育上的卓越表现，美国医学院在科研方面也有着重要的影响力。美国医学院的教学模式和方法在全球范围内有着广泛的影响。例如，很多医学院都采用了美国医学院的临床实践教学模式，让学生在学习的过程中能够直接接触临床医疗工作，这种教学方法有助于医学生更好地理解和掌握医学知识。

总的来说，美国的医学院在全球医学界的影响力不可忽视，其教学和研究工作都处于世界领先地位。

（二）英国

英国的医学院大多数都设在古老的大学中，如牛津大学、剑桥大学等。伦敦大学学院医学院和帝国理工学院医学院是英国顶级的医学院。英国医学院的特点是强调基础理论和临床实践的结合。

1. 英国知名医学院概况。

牛津大学医学院：世界上最古老和最知名的医学院之一。其以卓越的科研能力和高质量的教学闻名于世。牛津大学医学院的毕业生在全球医学界有很大的影响力。

剑桥大学医学院：世界顶尖的医学教育机构之一。其科研和教学工作覆盖了生物医学的所有领域，包括基础科学、临床医学和公共卫生等。

伦敦大学学院医学院：英国最大的医学院之一，其教学和研究工作在全球有很大的影响力。伦敦大学学院医学院以其卓越的临床教学和科研能力闻名。

帝国理工学院医学院：英国顶尖的医学院之一，其科研和教学工作在全球医学界有很高的声誉。帝国理工学院医学院的研究领域包括癌症、心血管疾病、神经科学等多个方向。

2. 英国医学人才培养模式概况。

英国的医学教育通常分为两个阶段：第一阶段是学士阶段，通常需要 5 年的学习时间；第二阶段是医学院阶段，通常需要 4 年的学习时间。在这两个阶段的学习过程中，学生会接触到广泛的医学知识，包括基础医学知识、临床技能和医学研究方法。英国医学院的教育特点是重视基础理论和临床实践的结合，学生在学习过程中可积累大量的实习经验。

（三）加拿大

加拿大的医学院在全球范围内享有很高的声誉，提供了优质的医学教育和卓越的研究机会。加拿大医学院的特点是注重全科医生的培养，并强调医学伦理和患者关怀。

1. 加拿大医学院概况。

多伦多大学医学院：全球顶级的医学院之一，其教学和研究在众多医学领域都处于领先地位，其研究领域包括基础医学、临床医学、公共卫生等。

麦吉尔大学医学院：加拿大早期创办的医学院，以其优秀的临床教学和科研成果享誉全球。麦吉尔大学医学院的许多毕业生在全球医学界有着广泛的影响力。

不列颠哥伦比亚大学医学院：加拿大最大的医学院之一，其临床教学和研究在加拿大处于领先地位。

阿尔伯塔大学医学院：以其出色的教学和研究闻名。其研究领域包括神经科学、肿瘤学、心脏疾病等。

2. 加拿大医学人才培养模式概况。

加拿大的医学教育体系通常包括本科、医学专业学士（MD）和医学科学硕士（MSc）或医学科学博士（PhD）等阶段。本科阶段通常需要 4 年的学习时间，学习生物学、化学、物理学等基础科学课程；MD 阶段需要 4 年的学习时间，学习医学理论知识和临床技能；而 MSc 和 PhD 阶段则需要具有独立研究能力进行深度学习。加拿大的医学院教育注重实践能力的培养，学生在学习过程中有大量的临床实习和科研机会。

（四）其他

1. 澳大利亚。

悉尼大学医学院、墨尔本大学医学院等是澳大利亚知名的医学院，其研究和教学工作都非常优秀。

2. 新加坡。

新加坡国立大学医学院和南洋理工大学医学院是新加坡顶尖的医学院。其注重科研和临床实践，而且强调亚洲特有的医学问题。

3. 日本。

东京大学医学部和京都大学医学部是日本顶级的医学院。其教育和研究在全球有很高的声誉，注重科研和临床实践的结合。

二、国外医学院建设历程

（一）初期阶段（18 世纪中叶至 19 世纪末）

初期阶段的特点主要包括：一是学徒制。在这一阶段，医学教育主要基于学徒制。学生通过跟随经验丰富的医生实践并学习医疗技术，从而逐步提升他们的医学知识和技能。二是缺乏标准化。在这一阶段，医学教育的入学要求、课程设置和毕业要求都没有统一的标准。每个医学院甚至每个导师可能都有自己的训练方法和标准。三是理论教育缺乏。这个阶段的医学教育侧重于实践技能的训练，而较少关注理论知识的教育。这可能是因为当时的医学理论还不够发达，而且缺乏有效的教学方法和工具。四是教育资源有限。在这一阶段，医学院的数量较少，规模较小，且医学教育的资源也较为有限。例如，可能没有专门的实验室和设备，也可能缺乏教学用的病例和标本。五是职业认证缺乏。这一阶段的医学教育并没有明确的职业认证制度。毕业生可以直接进入医疗行业工作，不需要通过专门的考试或认证。

以上特点反映了当时的医学教育状况，医学教育尚未形成完整体系。随着医学和教育的发展，医学教育开始向标准化和科学化方向发展。

（二）标准化阶段（19世纪末至20世纪中叶）

在标准化阶段，国外医学院的建设表现出以下特点：

一是科学化。这一阶段的医学教育开始接受科学化的影响。1876年，美国约翰斯·霍普金斯大学医学院成立，首次将实验科学引入医学教育，提出了医学教育应该基于科学的观点。越来越多的医学院开始重视基础科学的教育，以此作为医学实践的基础。二是标准化。一些重要的报告，如弗莱克斯纳和贝尔的报告，开始提出对医学教育的标准化。这些报告对医学院的入学要求、课程设置和毕业要求进行了规范，提高了医学教育的质量和水平。三是实践和理论的结合。医学教育开始注重实践和理论的结合。除了学习基础医学知识，学生也需要在实习和实践中学习临床技能和知识。四是专业认证。为了确保医生的资质和水平，这一阶段开始实行医生的专业认证制度。毕业生需要通过一系列的考试和评估，才能获得医生的资格证书。五是教育资源的提升。随着医学和教育的发展，医学院开始建设和改善教育资源，如建立更好的实验室和设施，引入更多的病例和标本等。

这一阶段的医学教育的发展，对医学教育的质量产生了深远的影响。

（三）扩展阶段（20世纪中叶至20世纪末）

在扩展阶段，国外医学院的建设主要表现出以下特点：

1. 数量和规模的扩大。为了满足社会对医生的需求，很多国家都增加了医学院的数量、扩大了规模。同时，医学院的招生也增加了。

2. 课程内容的拓宽。医学教育的课程内容开始从生物科学扩展到社会科学和行为科学。例如，医学伦理、医学人文、公共卫生等开始成为医学教育的一部分。这对于培养全面的医学人才起到了重要的作用。

3. 临床训练的强化。临床训练在医学教育中的地位进一步提高。医学院开始更加重视临床教学，提供更多的临床实践机会，同时也强化了临床技能的考核。

4. 继续教育的发展。随着医学知识和技术的快速发展，医学院开始注重医生的继续教育。许多医学院设立了继续教育部门，提供各种短期课程、工作坊和研讨会，以帮助医生更新知识和技能。

这一阶段的发展为医学教育的进一步改革和提高奠定了基础。

（四）改革阶段（20 世纪末至 21 世纪初）

在改革阶段，国外医学院的建设表现出以下特点：

1. 教学方法的创新。为了应对医学和医疗技术的快速发展，医学院开始探索和实施各种新的教学方法和工具，如案例教学、小组讨论、模拟训练、电子学习等。这些新的教学方法旨在提高教学效果，激发学生的学习兴趣和积极性，同时也增强教学的灵活性和个性化。

2. 课程结构的调整。为了培养具有全面能力的医学人才，医学院开始对课程结构进行调整。一些新的学科和领域被引入课程，如系统生物学、基因组学、健康经济学等。同时，一些传统的学科和领域进行了更新和改革，以反映最新的科学发现和医疗技术。

3. 全球化和多元化。医学教育开始注重培养具有全球视野和理解多元文化的医学人才。许多医学院开始提供国际交换和海外实习的机会，引入多元文化的课程和训练，以此提高学生的全球竞争力和跨文化沟通能力。

4. 终身学习和职业发展。随着医学知识和技术的不断更新，医学院开始强调终身学习和职业发展。许多医学院设立了终身学习中心或职业发展中心，提供各种继续教育课程和职业发展服务，以帮助医生适应职业生涯的各个阶段。

这一阶段的医学教育的改革，旨在提高医学教育的质量和效果，培养应对21 世纪医疗健康挑战的医学人才。至今，医学院的建设仍在持续进行中，以应对社会和医学发展的新需求和新挑战。

三、国外医学人才培养现状

（一）国外医学人才培养特点

全球各地的医学院都致力于培养具有高级专业知识和技能、职业道德和社会责任感的医学人才。在人才培养的方式和方法上，虽然各个国家和地区有所不同，但是大体上有一些共同的特点。

1. 整合课程：国外的许多医学院正在实施整合课程，强调基础医学和临床医学知识的结合。学生在学习的过程中不仅需要理解基础医学知识，还需要知道如何将这些知识应用到临床实践中。

2. 重视临床实践：国外的医学院通常会为学生提供丰富的临床实习机会，让学生在实践中学习和掌握临床技能。这种方式可以让学生在毕业后能够更好地适应临床工作。

3. 提供科研机会：很多国外的医学院为学生提供科研机会，让学生能够参与到最新的医学研究中。这种方式可以提高学生的研究能力，也可以使学生了解最新的医学发展。

4. 重视跨学科学习：随着医学的发展，越来越多的医学院开始重视跨学科学习，让学生能够了解和掌握更广泛的知识。例如，很多医学院会要求学生学习公共卫生、医学伦理、医学管理等课程。

5. 引入人文医学教育：一些医学院还引入了人文医学教学，让学生在学习医学知识和技能的同时，了解和掌握医学的人文理念，培养良好的职业态度和道德素质。

国外的医学院通常会定期评估和调整其人才培养方案，以适应医学发展和社会需求的变化。尽管医学教育面临着诸多挑战，但是全球的医学院都在努力提高医学人才的培养质量，为全球的医疗卫生事业做出贡献。

（二）国外医学人才培养的目标

1. 使学生具有扎实的医学知识和技能，能够在毕业后有效地进行患者的评估、诊断和治疗。这包括对解剖学、生理学、病理学、药理学等基础医学科目的掌握，以及对外科、妇产科等临床科目的掌握。

2. 提升学生的研究技能和批判性思维，使他们能够理解、评估和进行医学研究。很多医学院会让学生参与到科研项目中，或者要求他们撰写研究论文。

3. 培养学生的职业道德，使他们能够尊重、同情并有责任感地对待患者。这包括对医学伦理和法律的理解，以及对患者隐私、自主权和尊严的重视。

4. 提高学生的沟通和团队协作能力，使他们能够有效地与患者、家属和其他医务人员进行交流和合作。

5. 培养学生的终身学习能力和自我提升意识，使他们能够维持和提高自己的医学知识和技能，以适应医学的发展和社会的变化。

国外城市型大学的医学生培养不仅注重技术能力，还注重人文关怀和职业素养，旨在培养出既有医学技术能力又有良好职业素养和社会责任感的医学人才。

第三节　当前国内外医学人才培养的对比分析

一、国内外医学教育体系和结构对比

（一）教育学制与阶段

在中国，医学本科教育通常为 5 年，其中包括 1 年的临床实习，毕业后，可以继续进行 3 年的硕士研究生教育，然后是 3 年的博士研究生教育。在美国，医学教育通常在获得本科学位后进行，医学院学制为 4 年，其中前两年为基础医学教育，后两年为临床教育。

我国和国外（以美国为例）的医学教育在学制和阶段上主要有以下区别。

中国的医学教育通常分为本科教育、硕士研究生教育和博士研究生教育三个阶段。本科阶段：学制通常为 5 年，包括 1 年的临床实习。在本科阶段，学生学习基础医学和临床医学知识。硕士研究生阶段：学制通常为 3 年，学生进行更深入的研究，包括临床或基础医学研究。博士研究生阶段：学制通常为 3 年，学生进行深入的医学研究，对创新性和独立性的要求更高。

美国的医学教育通常分为本科预医阶段、医学院阶段、实习医生/住院医生阶段。本科预医阶段：学制通常为 4 年，学生除了自己的专业课程，需要完成一定的预医课程（包括生物、化学、物理、数学等），为进入医学院做准备。医学院阶段：学制为 4 年，前两年主要学习基础医学知识，后两年进行临床轮转学习。实习医生/住院医生阶段：这个阶段的时间根据不同的专科可以从 3 年到 7 年不等。这个阶段，医生在医院进行临床实践，并逐渐承担更多的责任。

对比国内外医学教育，在结构和时间安排上都有显著的差异，分别反映了两国医学教育的历史、文化和医疗系统的特点。

（二）入学条件

中国和美国医学院的入学条件具有显著的差异，主要体现在教育阶段、考试要求和入学标准等方面。

在中国，学生通常在高中毕业后直接进入医学院学习。在美国，学生通常需要完成 4 年的本科教育，并在此期间完成预医课程，然后通过 MCAT（Medical College Admission Test）才能申请进入医学院。

中国的医学院入学条件：一是教育阶段，中国的医学院录取高中毕业生，也就是说，申请人需要具备相应的高中学历。二是考试要求，高中生需要通过高考（全国统一的大学入学考试）才能获得入学资格。高考成绩决定学生是否能进入医学院。三是其他条件，一些医学院可能还要求学生具有一定的志愿者经验，比如参与社区服务等。

美国的医学院入学条件：一是教育阶段，医学院通常招收已经获得本科学位的学生。也就是说，申请人需要具备相应的本科学历。二是考试要求，申请人需要通过 MCAT，这是美国医学院的入学考试。三是课程要求，在本科阶段，学生需要完成预医课程，包括生物学、化学、物理、数学等科目。四是其他条件，医学院通常会考虑申请人的志愿者经验（尤其是与医疗相关的经验）、研究经历、领导能力、沟通技巧等综合素质。

（三）课程设置

中国和美国在医学教育的课程设置上存在一些差异，主要体现在课程内容、教学方式和课程结构等方面。

在中国，医学课程通常分为基础医学、临床医学和公共卫生三个部分。在美国，医学课程通常分为基础科学和临床科学两部分，但也会涵盖医学伦理、公共卫生等课程。中国的基础医学包括解剖学、生理学、病理学等科目，临床医学包括内科学、外科学、妇产科学等科目，公共卫生包括流行病学、卫生统计学等科目。中国的医学教育主要采用讲授和实验的方式，也有一些学校尝试案例教学和小组讨论的教学方式。中国的医学课程通常按照年级设置，每个年级有固定的必修课程和选修课程。

美国的基础科学包括生物化学、解剖学、生理学等科目，临床科学包括内科学、外科学、儿科学等科目。此外，美国的医学课程还涵盖医学伦理、医学法律、患者沟通技巧等课程。美国的医学教育更倾向于采用案例教学和小组讨论的方式，以提高学生的问题解决能力和批判性思维能力。在美国的医学院，前两年通常是基础科学课程，后两年是临床轮转。每个轮转都会涵盖一种或多种临床科目。

这些差异主要反映了两国不同的教育系统和医学教育理念。在实际操作中，各个学校可能会根据自己的教学理念和学生需求进行一些调整。

（四）临床训练

中国和美国在医学教育的临床训练上存在一些显著的差异，这些差异主要反映在训练开始的时间、训练内容和训练方式等方面。

在中国，医学生在毕业前的一年进行临床实习。在美国，医学生在医学院的后两年进行临床轮转，涵盖各个医学专科。中国的医学生在临床实习期间将参与各种临床活动，包括看诊、手术、住院患者的护理等。临床实习通常在医院进行，学生会在医师的指导下实习。

美国的医学生在临床轮转期间会在各种不同的医学科目中训练，包括内科、外科、儿科、妇产科、精神病科等。学生在医师的指导下进行临床轮转，通过真实的医疗环境进行学习和实践。

这些差异主要是由两国的医学教育理念和医疗系统的差异导致的。虽然具体的训练方式和时间可能有所不同，但两国的医学教育都强调临床训练在医生教育中的重要性。

（五）职业资格认证

在中国，医学生需要通过执业医师资格考试才能获得医师资格。在美国，医学生需要通过 USMLE（United States Medical Licensing Examination）才能获得医师资格。中国和美国医学教育的职业资格认证方面存在一些显著差异，这些差异主要体现在考试内容、考试流程以及认证的有效性等方面。

中国的医学职业资格认证特点如下。

考试内容：中国的执业医师资格考试分为两个部分，即笔试和实践技能考试。笔试主要测试学生的理论知识，而实践技能考试则测试学生的临床技能。

考试流程：笔试通常在每年的春季进行，实践技能考试则在秋季进行。只有笔试成绩合格的学生才能参加实践技能考试。

认证有效性：在中国，只有通过了执业医师资格考试的学生才能获得执业医师资格证，从而具备在医院工作的资格。

美国的医学职业资格认证特点如下。

考试内容：美国的 USMLE 分为三步。第一步和第二步主要测试学生的基础医学和临床科学知识，第三步则测试学生的临床技能和医疗决策能力。

考试流程：医学生通常在医学院的第二年和第四年完成 USMLE 的第一步和第二步，第三步则在毕业后的实习期间进行。

认证有效性：通过 USMLE 的学生会获得执业医师证书，但他们还需要完成一定年限的住院医师训练才能完全独立执业。

这些差异主要由中国和美国在医疗系统、医学教育以及职业认证机构方面的不同导致。尽管具体的认证流程和要求有所不同，但两个国家都强调对医生临床技能和医疗决策能力的评估。

总的来说，国内和国外的医学教育都在努力提高教学质量，满足社会对医疗卫生人才的需求，在课程设计、实践教学、人才培养目标、研究机会和跨学科学习等方面有各自的特点和优势，都在不断地进行改革和创新。

二、国内外医学人才培养模式对比

国内外的医学人才培养都致力于提供高质量的教育，以满足医疗保健需求，但存在一些关键的区别和相似之处。通过梳理相关文献对比分析如下。

（一）课程设置

国内外医学院在课程设置上存在一些显著的差异。

1. 基础与临床的融合程度：在国外的很多医学院，基础科学和临床医学的教学是相互融合的。比如，在前两年的基础科学学习中，会穿插一些临床案例的讨论，使学生能够理解基础科学在实际医疗工作中的应用。在后两年的临床轮转中，会强调对基础科学的理解和应用。而在中国的医学院，基础科学和临床医学的学习通常是分阶段的，即前几年主要学习基础科学，然后再进入临床学习阶段。

2. 课程的宽度和深度：国外的医学院往往提供更宽泛的课程选择，包括公共卫生、医学伦理、医学人文学等，使学生能够从多个角度理解和应用医学知识。而在中国的医学院，课程的选择可能相对较少，侧重于医学的基础知识和技能。

3. 研究的重视程度：在国外的很多医学院，学生被鼓励或要求参与科研活动。有些医学院甚至设有专门的研究年，让学生有足够的时间参与研究。这有助于培养学生的科研技能和批判性思维，也有助于推进医学的发展。而在中国的医学院，虽然也有科研的机会，但一般不像国外医学院那样强调。

4. 临床实践的早晚：在国外的医学院，学生通常在早期就开始接触临床实践，通过观察和参与实际的医疗工作，提高临床技能。而在中国的医学院，学生通常在学习后期才开始接触临床实践。

总的来说，国内和国外的医学院在课程设置上有各自的特点，随着医学教育改革的推进，有些差异可能会有所减小。

在课程设置方面，国外医学院通常提供一个整合课程，强调从头至尾的基础科学和临床医学教育，这些知识并不是分开教授的，而是一起作为一个整体来教授。此外，很多国外医学院都让学生参与科研项目。相比之下，中国的医学教育模式传统上侧重于基础科学的学习，然后再进入临床学习阶段。尽管近年来也有所改变，开始实施全科医学教育和提供更多的临床实践机会，但整体上，基础科学和临床实践在课程设计中仍然相对独立。

（二）临床实践

国内外的医学院在临床实践方面的区别主要体现在以下几个方面。

1. 临床实践的开始时间：在国外的许多医学院，临床实践教学相对较早开始，学生在基础课程的学习中就会开始接触临床实践，通过早期的临床接触，增强理论知识与实际工作的联系，提高对医学的理解。而在中国，通常在前两年或前三年主要进行基础医学和临床医学理论知识的学习，然后在后几年开始进行临床实践教学。

2. 临床实践的内容和方式：在国外的医学院，临床实践往往包括各种不同的学习方式，如患者观察、病例讨论、模拟患者训练、小组讨论等。学生在临床实践中的角色更加积极，更多地参与到医疗决策中。在中国的医学院，临床实践通常以实习或轮转的形式进行，学生在医生的指导下参与临床工作。

3. 临床实践的质量：在国外的医学院，学生临床实践的时间通常比较充足，且对临床实践的质量控制较严格。在中国的医学院，虽然临床实践的时间足够，但在临床实践的质量控制和评估方面，可能还需要进一步改进。

总的来说，国内外医学院在临床实践方面有各自的特点和优势，但都认识到临床实践在医学教育中的重要性，并正在努力提高临床实践的质量。

国外医学教育更注重实践，学生在早期就会接触临床实践，而且临床实习的时间也较长。这可以让学生在实际环境中应用他们的知识和技能，为将来的医生生涯做好准备。相比之下，中国的医学生通常在学习后期才开始接触临床实践。近年来，这一模式也在逐步改变，国内越来越多的医学院开始尝试提早学生的临床接触，以提高他们的临床技能。

（三）人才培养目标

国内外医学院在人才培养目标方面存在一些差异，主要反映在以下几个方面。

1. 科研与临床的平衡：国外的许多医学院在人才培养上既强调临床技能，也强调科研能力，希望培养出既能够从事临床工作又能够进行科学研究的医学人才。而在中国，虽然也有科研能力的培养，但相比之下更强调临床技能的培养。

2. 全人教育：国外的许多医学院在人才培养上实行全人教育，不仅培养学生的医学知识和技能，还培养他们的沟通能力、团队协作能力、职业道德、领导能力等。而在中国，虽然也开始注重全人教育，但实施程度和深度可能与国外暂时有差距。

3. 个性化教育：国外的许多医学院提供较多的选修课程和个性化的教育路径，以满足学生的个别需求。而在中国，医学教育的课程设置和教育路径通常较为统一。

4. 全球化教育：国外的许多医学院注重培养学生的全球视野，如提供国际交流的机会、设置全球健康课程等。而在中国，虽然也有国际交流和全球健康教育，但可能不如国外那样普遍。

总的来说，国内外医学院在人才培养目标上有各自的特点，随着医学教育改革的推进，有些差异可能会有所缩小。

国外医学教育通常重视培养学生的批判性思维、解决问题能力、跨学科协作能力以及职业道德，希望培养出既有技术能力又有良好职业素养的医生。相比之下，中国的医学教育在过去更多注重技术能力的培养，而对于批判性思维、解决问题能力、跨学科协作能力以及职业道德的培养相对不足。然而，这个情况近年来也在发生改变，越来越多的医学院开始重视这些软技能的培养。

（四）研究机会

国内外医学院在给学生提供研究机会方面存在一些显著的差异。

1. 对研究的强调程度：在国外的许多医学院，学生被鼓励或甚至要求参与科研，包括对现有文献的研究、实验室或临床研究，以及原始数据收集和分析等。学生的研究经历可能被作为其职业发展，甚至是升学或就业的一部分考虑因素。相比之下，虽然中国的一些医学院也鼓励学生进行科研活动，但相对来说，科研机会可能没有国外那么普遍或者要求那么高。

2. 研究资源的可用性：在国外的许多医学院，学生可以利用丰富的研究资源，如资金、设备、数据等。此外，国外的很多医学院还有专门的人员负责帮助学生找到和利用这些资源。相比之下，虽然中国的医学院也有研究资源，但学生可能需要更大的努力才能找到和利用这些资源。

3. 研究的时间和弹性：在国外的一些医学院，有专门的科研年或科研期，允许学生有充足的时间参与研究，并有更大的弹性安排他们的研究活动。而中国的医学院虽然也有科研机会，但学生的科研时间和弹性可能相对较小。

总的来说，国内外医学院在研究机会上有各自的特点，随着医学教育改革的推进，有些差异可能会有所缩小。

在国外的许多医学院，学生可以通过参与实验室工作、撰写论文和参加学术会议等方式，了解最新的医学发展，提高科研能力和批判性思维。这对于那些希望继续从事医学研究或进入学术领域的学生来说是非常有价值的。相比之下，虽然中国的医学生也有参与科研的机会，但这种机会通常不像国外医学院那样多。中国的医学教育过去侧重于临床技能的培训，而对科研能力的培训相对较少。然而，这个趋势在逐渐改变，越来越多的中国医学院开始为学生提供科研机会，并强调科研能力在医学教育中的重要性。

（五）跨学科学习

国内外医学院在跨学科学习方面存在一些差异。

1. 对跨学科学习的重视程度：在国外的很多医学院，跨学科学习被高度重视，人们认为这对于解决复杂的医学问题，特别是在医学研究和临床实践中，具有重要作用。学生通常被鼓励或需要选择一些跨学科课程，如生物统计、医学伦理、医学人文等。在中国的医学院，尽管跨学科学习也开始被重视，但其实施程度可能与国外有差距。

2. 跨学科课程的设置：许多国外的医学院提供广泛的跨学科课程，从科学研究方法到公共卫生政策，从医疗管理到全球健康等。学生可以根据自己的兴趣和职业目标，选择相关的跨学科课程。相比之下，中国的医学院可能提供较少的跨学科课程，侧重于医学的基础知识和技能。

3. 跨学科研究的机会：在国外的医学院，学生有更多的机会参与跨学科研究项目，与其他学科的学者一起解决复杂的医学问题。这对于培养学生的团队协作能力、解决问题能力以及交叉领域的知识和技能是非常有帮助的。而在中国的医学院，虽然也有跨学科研究的机会，但可能不如国外那样普遍。

国外医学院通常鼓励跨学科学习，学生可以学习公共卫生、生物统计、医学伦理、医学历史等。这种跨学科学习可以帮助学生更全面地理解医学，同时也可以帮助学生将医学知识应用到更广泛的领域。在中国，虽然医学生也有学习相关学科的机会，但跨学科学习的机会和深度通常不如国外医学院。然而，随着中国医学教育改革的推进，越来越多的医学院开始实施跨学科的教学方式。

三、当前国内外医学人才培养的启示

（一）课程设计和教学方式方面

1. 以学生为中心的教学法：国外的许多医学院采用了以学生为中心的教学法，如问题驱动学习（PBL）、案例学习等。这种方式能够更好地激发学生的积极性和主动性，提高他们的问题解决能力和批判性思维。而在中国，教学方式主要是以老师为中心的讲授方式，但也已开展以学生为中心的教学。

2. 早期临床接触：在国外的许多医学院，医学生在很早就会接触临床实践，通过这种方式，他们可以更早地将所学的理论知识应用于实践，提高临床技能。中国的医学院可以尝试增加早期的临床实践机会。

3. 跨学科学习：国外的许多医学院鼓励跨学科学习，这有助于学生获得全面的医学知识，更好地理解复杂的病理过程和疾病。中国的医学院可以尝试在课程设计中引入更多跨学科的元素。

4. 技能训练和评估：在国外医学院中，技能训练和评估通常是教学的一部分，如临床技能实验室的训练、客观结构化临床考试（Objective Structured Clinical Examination, OSCE）等，这些都可以帮助学生提高临床技能。中国的医学院可以考虑引入这些技能训练和评估方法。

5. 反馈和自我评估：在国外的医学院中，学生会经常接受反馈，并被鼓励进行自我评估，这有助于他们了解自己的强项和弱点，提高学习效率。中国的医学院可以尝试增加反馈和自我评估的机会。

这些启示可以帮助改进中国的医学人才培养模式，在提高教学质量和满足社会需求方面做出更多贡献。

（二）临床训练

1. 临床技能培训：在国外，临床技能培训被视为医学教育的重要组成部分，许多医学院设有专门的临床技能实训中心。这种系统化和标准化的技能培训可以有效地提高学生的临床技能。相比之下，中国的临床技能培训往往依赖医院的临床实习。因此，中国的医学院可以考虑建立或扩大临床技能实训中心，提供更加系统和标准化的技能培训。

2. 临床思维培养：在国外的医学教育中，临床思维培养被视为非常重要的一环。学生被鼓励以临床问题为导向进行学习和思考，这有助于他们形成良好的临床决策能力。相比之下，中国的医学教育在这方面还需要加强。因此，中国的医学院可以在教学方法和课程设计上引入更多以临床问题为导向的内容，以培养学生的临床思维。

以上几点都可以为中国的医学人才培养提供有价值的启示。然而，任何改变都需要考虑到中国特有的教育环境和医疗系统的实际情况。

（三）教育和评估方式

1. 持续评估：国外的许多医学院使用持续评估的方式来跟踪和评估学生的进步，包括定期的小测验、报告、实验、案例研究等。相比中国传统的期末考试，持续评估能够更好地反映学生的学习进度和理解深度，也能鼓励学生持续学习和复习。中国的医学院可以考虑在评估方式上引入更多持续评估的元素。

2. 形成性评估和反馈：国外的许多医学院使用形成性评估和反馈的方式来帮助学生了解他们的学习情况，包括教师的个别反馈、同行评价、自我评价等。这些方法可以帮助学生了解自己的强项和弱点，为他们的学习提供指导。相比之下，中国的医学教育在这方面还需要加强。因此，中国的医学院可以考虑提供更多形成性评估和反馈的机会。

3. 实践能力和专业素养的评估：在国外的医学教育中，除了知识和技能的评估，学生的实践能力和专业素养也被视为评估的重要内容，如通过临床操作考核、职业行为评估等方式进行评估。这有助于保证学生在毕业时既有扎实的知识和技能，又具备良好的专业素养。因此，中国的医学院可以考虑在评估体系中加入对实践能力和专业素养的评估。

以上的几点启示可能有助于中国的医学教育在教育和评估方式上做出改进。然而，任何改革都需要考虑到实际的教育环境和社会需求。

（四）医学研究

国外的许多医学院鼓励并提供机会让医学生在早期就参与医学研究，以培养他们的研究技能和思维方式。而在中国，医学生通常要等到研究生阶段或者完成临床培训后才会开始进行科研工作。中国的医学院可以考虑为本科生提供更多参与科研的机会。

1. 跨学科研究：国外的医学研究通常倾向于跨学科，鼓励临床医学、工程、信息技术、公共卫生等领域的学者合作，以从不同的角度解决复杂的医学问题。中国的医学院也可以鼓励和支持跨学科研究，打破传统的学科壁垒，推动医学科研的创新和发展。

2. 研究与教学的结合：国外许多高水平的医学院通常都能很好地将研究与教学相结合，如将最新的研究成果融入教学中，或者让学生参与教师的研究项目。这样既能保证教学内容的前沿性，又能提高学生的研究素养。这一点也是中国的医学院可以借鉴和学习的。

3. 研究资金和资源的获取：在国外，医学研究通常有多元化的资金来源，如政府资助、企业赞助、基金会捐款等，而且有很多机会可以获得研究资源，如共享设施、大型设备等。相比之下，中国的医学研究资金和资源可能比较依赖政府的投入。因此，中国的医学院可以探索多元化的资金来源，提高资源利用效率。

总的来说，国外医学人才培养在医学研究方面的经验可以为中国的医学教育提供很多宝贵的启示和借鉴。

（五）继续教育

1. 持续学习的重要性：随着医学知识的不断发展和更新，国外医学教育非常强调终身学习的理念。医生被鼓励在整个职业生涯中持续学习，以保持医疗技能和知识的现代性。这种理念也应该被更多地引入中国的医学教育和实践。

2. 继续教育的多样性：在国外，医生有许多获取继续教育的途径，包括参加专业会议、在线课程、短期培训等。这些方式不仅便于医生根据自己的需要和兴趣选择适合的学习内容，也有助于满足他们在繁忙工作中进行学习的需求。中国的医学院和医疗机构也可以提供多样化的继续教育机会。

3. 认证和积分制度：在一些国家，医生必须通过定期的继续教育和考核才能维持其执业资格。这种做法不仅能保证医生的医疗服务质量，也能激励他们参与继续教育。中国可以考虑建立类似的认证和积分制度，以促进医生的继续教育。

4. 技术的利用：国外许多医学教育机构利用在线学习平台等技术，提供便捷、高效的继续教育服务。利用信息技术进行教学，能够扩大教育的覆盖面，使更多医生受益。中国在这方面已有所探索和实践，但在更广泛的层面上利用这些技术资源将能进一步推动医学教育的发展。

总的来说，对比国内外医学人才培养在继续教育方面的实践，可以为中国的医学教育提供启示和借鉴，帮助提升我国医疗人才的专业素养，提高医疗服务的质量。

（六）价值导向

1. 医学伦理和专业主义教育：在国外的医学教育中，医学伦理和专业主义教育是非常重要的部分。学生被教导尊重患者的权利，维护患者的利益，提供公正的医疗服务，以及遵守专业道德和行为规范。在中国，虽然医学伦理和专业主义教育也被纳入教育体系，但在实践中还需要加强。对此，中国的医学院可以考虑在课程设计和实践训练中加强医学伦理和专业主义教育。

2. 人文关怀和沟通技巧的培养：在国外，医学生不仅要学习医学知识和技能，也要学习如何以人文关怀的态度对待患者，如何有效地与患者和家属沟通。这被认为是医生的重要素养。在中国，这一部分教育还需要加强。中国的医学院可以考虑加强人文关怀和沟通技巧的培养。

3. 反思和自我评估的能力：国外的医学教育鼓励学生进行反思和自我评估，以提高批判思考能力和自主学习能力。这一点也是中国的医学教育可以借鉴的。

总的来说，国内外医学人才培养在价值导向方面的经验和启示可以为中国的医学教育提供重要的参考，帮助培养出既具备高超技能又具备良好价值观和道德素养的医学人才。

第三章　城市型大学新医科人才培养的实践

第一节　新医科人才培养实践与经验

一、新医科人才培养实践

近年来，国内城市型大学逐步兴起。城市型大学新医科人才按专业进行分类培养，涵盖临床医学、中医学、全科医学、护理学、影像医学、检验医学、药学等，按"医学+X"的培养模式打造交叉复合型师资队伍，建立融合课程体系，创新教育手段，革新评价体系。与传统医学人才培养相比，新医科人才培养体现了"精"和"准"的特征。"精"表现在精于技术，适应新科技发展，利用人工智能、大数据等现代科技体系推动医学发展；"准"表现在制订个体化治疗方案以及针对性的预防及康养计划，符合健康中国建设要求。目前国内城市型大学已有近 40 所，其中 14 所设有医学及相关专业（表 3-1）。

表 3-1　我国部分城市型大学医学及相关专业设置概况

城市型大学名称	开设医学及相关专业
成都大学	临床医学、护理学、口腔医学技术、医学检验技术
深圳大学	临床医学、生物医学工程、药学、护理学、口腔医学、预防医学
苏州大学	临床医学、护理学、药学、公共卫生、放射医学、预防医学
青岛大学	临床医学、医学影像学、医学检验技术、口腔医学、预防医学、药学、护理学
宁波大学	临床医学、预防医学、口腔医学、药学

城市型大学名称	开设医学及相关专业
江汉大学	临床医学、口腔医学、护理学、针灸推拿学、医学影像技术、药学
大连大学	临床医学、医学检验技术、口腔医学、护理学、中药学
浙大城市学院	临床医学、护理学、药学
香港城市大学	生物医学系、传染病及公共卫生系、神经科学系
长春大学	针灸推拿学、康复治疗学
济南大学	药学、生物技术、生物制药、制药工程
金陵科技学院	眼视光学
北京城市学院	中药学、药学、护理学、康复治疗学
沈阳城市学院	智能医学工程、医学检验技术、医学影像技术、应用心理学
西安交通大学城市学院	护理学、康复治疗学

注：资料来源于各学校官网。

二、新医科人才培养经验

我国城市型大学的建设起步较晚，对新医科人才的培养还在探索阶段。深圳大学、成都大学、大连大学作为城市型大学新医科人才培养的先行者，其经验给其他城市型大学新医科人才培养带来一定启示。上海交通大学、北京中医药大学、天津医科大学、南通大学等虽然不是城市型大学，但其在新医科人才培养中积累的经验可供城市型大学借鉴，如强化人文课程、打造融合课程、开创特色课程、建立 CDIO 导师制培养模式和多样化的评价体系等。

新医科人才培养正在进行课程体系的改革，并采用多种平台来建设师资队伍。同时，人们也关注新医科人才培养条件的建设和经验的积累，在这个过程中，认识到分数并非教育的唯一目标。之前的调研结果表明，课程成绩高的学生并不一定具备出色的科研素质和科研精神。因此，各医学院正在努力建立和推广更加多元化的评价体系。

（一）课程体系建设

新医科与传统医科最显著的区别在于课程体系不同。

1. 强化人文课程。

新医科所强调的"大医学"和"大健康"理念对医学人才培养提出了新的要

求。医学人文素养的提升能够带来医务人员整体素质的提升，并对国家的医疗服务产生积极影响。医学是关注人类健康和生命需求的科学，人文素养的积淀在医学生的医德修养、沟通能力以及综合素质等方面起着重要作用。医学人文课程实质上塑造了医学生学习和职业生涯中的灵魂，丰富了其精神层面并坚定了其内心。对于医务人员而言，医学科学精神坚定理想，医学人文精神坚定信念，二者的和谐统一是医学精神的精髓。"医者仁心"无疑是对医学人文精神最佳的诠释。医务人员不仅应具备扎实的医学知识和高超的医学技能，还必须怀有敬畏生命、关爱他人、以人为本的价值观和道德观，因此，重视人文精神培养和深化医学人文性具有重要意义。以疫情防控为例，成千上万的医务人员为人民健康拼命奋斗，无私奉献，展现了最美的"逆行者"精神，这种舍己救人、无私奉献的精神应成为新医科医学人文精神教育的启蒙。

以上海交通大学医学院为例，其在通识教育阶段开设"普通心理学""医学社会学"等课程；针对临床医学阶段的学生特点，开设"医学心理学""医患沟通学"等课程；并在学生实习模块的入科培训中开设医学人文情景模拟课程。为优化人文课程体系建设，除了必修课程，还在2021年共开设了72门人文类选修课程。学校还利用在线学习平台，如"好大学"和"智慧树"等，提供在线跨校共享的人文课程，实现资源共享和学分互认，为学生的多样化选择和人文知识体系的构建提供了平台；同时要求学生在本科阶段完成6分的人文选修课学分。在实践教学中，其也加强了人文教育的实践。比如在病床边、诊室中，让学生理解"医者仁心"体现在临床细节中，强调患者隐私保护的重要性；在手术台旁，让学生了解每一个医疗决策都需站在患者的立场考虑，而不是机械地依赖教科书，个体化、人性化的诊疗方案才是最佳的选择；在教学查房、小讲课中，注入人文素养，展示医患沟通技巧；安排学生参与家属谈话和医德医风讲评活动，学习如何建立和谐、良性互动的医患关系。举办医学人文教学能力建设与提升培训班，通过主题讲座和工作坊的形式，选用临床实际案例，通过模拟临床场景，让学生在参与的过程中提升人文素养。

2. 打造融合课程。

新医科需要培养适应新一轮科技革命和变革时代的医疗人才。在当前阶段，新医科建设需要整合最新的科学技术（以人工智能为代表）。在实践教学中，可以引入人工智能工具，进行学生展示和培训教学。同时结合以人工智能为代表的新科技，开设精准医学、转化医学和智能医学等新兴专业。还可以利用大数据分析技术、生物信息分析技术等开设虚拟仿真实验。

精准医学是以患者为中心、以临床为导向、以临床与基础相结合的个人生物信息港，用于建立疾病资信网络，通过科学地分类和诊断疾病，以驱动因子为线索发展治疗手段和设计治疗方案，以生物分析技术等为核心技术，注重诊疗的精确性。

转化医学强调将实验室研究成果应用于临床，并将这些成果转化为诊疗技术或医药产品。它将基础医学与临床医学相结合，实现两者之间的循环转化。

智能医学强调将人工智能、大数据、云计算和互联网等先进技术融入医疗领域，为人们提供智能化、个性化、便捷化和可持续的健康医疗服务。北京中医药大学的课程"4+4时珍国药班"包括数学与自然科学、社会科学、哲学与心理学、历史学、艺术与文学、社会可持续发展等六个基本模块，并特别加强生命科学基础、智能制造等跨学科交叉课程。该学校还开设了"数学与中医药""物理与中医药"等课程。一些学校根据自身的医学特色将医学与其他学科深度融合。例如，内蒙古医科大学在大数据专业课程中增设了蒙医药学概论，上海健康医学院根据院校的健康主题设置了健康大数据可视化和健康数据挖掘等课程。

3. 开创特色课程。

从健康事业角度来看，"健康中国"是一个发展目标，旨在将中国人民的健康状况和寿命水平提升到世界先进水平。从人民生活角度来看，"健康中国"是一种生活方式，即每个人都具备健康理念和健康生活方式，并且每个家庭都享有健康服务和保障。从国家发展角度来看，"健康中国"是一种发展模式，即将人民的健康放在优先发展的战略地位，将健康纳入所有政策，致力于全方位、全周期地保障人民健康。新医科将以实现"健康中国"为发展机遇和要求，培养高水平的医学人才，成为推动我国卫生医疗事业高质量发展的主要力量。

上海交通大学医学院创办了"健康中国""全球健康与全健康""博极医源""患者与医师"等课程。健康中国系列课程是上海交通大学医学院为贯彻健康中国战略而采取的有力举措，该课程体系以医学生的职业理想为核心构建，将思想政治教育与医学人文教育有机融合。课程邀请了国内顶尖的医学教育学家、医学科学家、公共政策研究者、医学卫生政策法规专家和一线临床医生担任教师，采用"理论授课+案例教学+社会实践"的教学模式，解读"健康中国"的基本概念，分析医疗现状、哲学伦理、医患关系和医学发展等。社会实践主要包括以下三个方面：①在医学院院史馆、人体解剖陈列馆等人文场所参观学习，这已经成为新生首日教育、社会科普参观、中学生夏令营等活动的特色环节。②依托志愿服务平台，提升医学生的患者服务意识、合作精神和关爱他人的精神。③医学院自2017年起每年暑期开展"三国四校医学人文暑期学校"项目，每年有50~100名中外师生参与，用中、英、法三国语言分享交流各国的医学人文经验等，有力地推动了医学人文的国际交流。

天津医科大学面向全校开设公共选修课"基因的旋律"，授课采用线上线下相结合的方式，以翻转课堂或研讨互动等形式让学生深度参与。课程提炼出以下素养目标和思政要点：①培养爱国意识和民族自豪感；②培养社会责任感和使命感，将"健康中国"理念融入其中；③培养创新意识和求索精神；④培养学术诚信意识；⑤增强共情力和悲悯心；⑥提高哲学素养和艺术美学修养；⑦提高防治意识。

课程内容设计：①维特鲁威人——从艺术看科学；②长寿的奥秘和中西殡葬仪式音乐（端粒）；③来自动物的致命礼物（新型冠状病毒、鼠疫耶尔森菌等）；④夏娃的困惑（肥胖与审美）；⑤盛开在欧洲文艺界那朵"恶之花"（梅毒螺旋体）；⑥神圣女性从何而来（性染色体遗传、线粒体DNA）；⑦药物与人类（药物研发与安全）；⑧天人合一的期望——中国传统医学的奠基、发展与现状。

课程考核：学生根据主讲教师推荐的参考读物及影音资料，在课后进行观摩思考，并将心得体会在下次课堂中进行交流，增强教学互动性。在最后一节课上实行论题三选二制，即主讲教师依据课堂讲授内容当堂给出3个不同论题，学生在规定时间内自选其中2个做相应论述，并当堂提交一篇不低于800字的小论文作为成绩考核的主要依据。该项目下一步的计划是继续进行线下授课，根据线下课程学生的反馈来不断完善课程，进一步设计出在线课程内容，并录制面向社会开放的慕课（Massive Open Online Courses，MOOC），着力提升公众的医学防治素养和人文哲学素养。慕课的建设既要主旨突出，又要保证深度和趣味性，注重内容的精炼浓缩以及与人文医学的有机融合。单个视频时长在20分钟左右，通过与平台的合作，完成慕课录制并对公众开放，扩大课程的成果和影响力。

（二）师资队伍建设

新医科人才培养的关键在于教师队伍建设。中山大学公共卫生学院为了培养通临床医学、精预防医学和懂社会治理的高水平公共卫生人才，采取了精准引进和培育的措施。与哈佛大学等世界顶级大学建立师资交流合作平台，聘请医疗机构和公共卫生领域的专家和领军人才担任兼职教师，并推行教师挂职锻炼制度和校内跨学科教师双聘制度，形成了"双师型"教师队伍。

山东中医药大学、内蒙古医科大学、上海健康医学院等的教师中，许多人具备医工、医理或医文的双重教育背景，为培养复合型医疗大数据专业人才提供了智力支持。

在师资队伍的建设方面，可以通过多学科交叉选拔引进人才，进行不同学校以及学校与企业间的联合集中培训，还可以派遣教师到国外学习和实践。加强新医科师资队伍的建设需要增加投入。应发挥优秀教师的榜样作用，评选负责专业基础课和专业核心课的优秀教师，以扩大新医科教育理念的影响力。

（三）新医科人才培养条件建设

深圳大学医学部重视科研平台建设，以提升整体竞争力，自成立以来，已建立 3 个国家级实验室平台：国家生化工程技术研究中心（深圳）、医学超声关键技术国家地方联合工程实验室和医学合成生物学应用关键技术国家地方联合工程实验室。

大连大学医学部依托综合性大学的多学科优势，促进理学、工学和医学等学科的相互融合和科研资源的共享，已建成一系列国家级和省级高水平研究平台，如骨科植入材料开发国家地方联合工程实验室、辽宁省智慧医疗协同创新中心、辽宁省骨关节病细胞工程重点实验室、辽宁省乳腺及消化肿瘤分子标志物高通量筛选及靶向药物转化重点实验室、辽宁省高校生物物理学重点实验室、辽宁省有机天然产物功能性成分利用专业技术创新中心等。

青岛大学医学部设有 21 个研究院，包括转化医学研究院、数字医学与计算机辅助手术研究院、肿瘤精准医学研究院、运动医学与健康研究院、影像技术与数据科学研究院、医疗创新技术研究院、骨科医工结合创新转化研究院等。浙大城市学院为了融入城市发展，坚持开放协同的理念。通过推进战略迭代，以服务杭州重大需求为导向，全面支持杭州市公共服务"七优享"工程，积极推动"天玑计划"智慧康养科教创新综合体试点建设。贵州医科大学依托贵州省健康大数据研究院和贵州省医疗健康大数据协同创新中心，创建了大数据专业，并以此为契机建立实践平台。山东中医药大学与企业合作设立大数据专业。北京中医药大学与企业联合创立了中医药大数据和人工智能虚拟环境实验室。

（四）新医科人才培养模式建设

成都大学临床医学院为贯彻习近平总书记提出的全民健康发展理念，响应国家改善医疗服务行动的号召，针对西南山区铁路点多、线长、面广的情况，以及沿线职工及家属存在的体检难、就医难等问题，2015 年，与成都铁路局联合开行了全国首列医疗列车。该医疗列车按照现代医学健康的新理念，为铁路沿线职工及家属提供健康体检、健康宣教、健康维护、门诊诊疗、医疗巡诊、应急救援和保障等专业服务，还可进行简易手术和远程会诊。学生也随同医疗列车前往高原地区，将实践教学课堂带到高原上，创新医疗服务和教育模式。

联合培养是指通过优势互补和协同培养的方式，推进医学教育的交流合作，加快医学人才的协同培养。广州中医药大学、香港中文大学和澳门科技大学于2022 年 5 月共同启动了粤港澳高校中医药基础课程教育联盟，通过课程共享、学生共学、教师互派、学分互认等方式，共同构建湾区高等中医药教学的新生态。

CDIO 即 Conceive（构思）、Design（设计）、Implement（实施）和 Operate（运作），是一种工程教育与人才培养的创新模式，是基于项目的探究式学习方式。学生参与真实产品的构思、设计、实施和运行全过程，在项目研究中有机整合知识点，培养工程能力。南通大学本科生导师制是一项以教学班为基础、以学科专业活动为依托、以学生专业学习兴趣为桥梁、以导学为重点、以导向为补充，着眼于学生专业成长和教师学术发展的人才培养制度。部分本科生导师还兼任学院本科生科研兴趣班导师。此模式已经吸引了医学院临床医学、影像医学和口腔医学等专业的本科生加入团队，促进了医工交叉研究课题的深入。对导师的遴选有严格的要求：①政治素养、专业素养及职业道德良好；②取得博士学位或获得讲师职称 3 年以上，且具有一定的科研基础和研究条件（至少主持或主要参加过 1 项省部级及以上科研项目）。遴选导师 10 名，其中正高 4 名，副高 2 名，中级 4 名，而有 CDIO 教学实战经验和课题申请经历的导师有 9 名，每名导师每年级指导 2~3 人。在管理方面，为了保障项目合理开展，将导师指导学生的过程记录与本科生毕业设计实践管理相结合；为了保证项目顺利开展，系室定期组织导师参与培训座谈，交流心得；分管毕业设计教学的系室主任会及时了解项目进展，做到对每个小组实验进展的监督，将 CDIO 各阶段落实到位。人工智能在医疗服务领域的应用包括智能虚拟助手、医学影像辅助诊断、智能临床决策支持系统、医用机器人和精准放疗等，学生要根据课程、资源和教师科研方向综合考虑后选择相关选题。项目运行经费由导师提供，学生也可以申请国家级、省级和校级大学生创新创业训练计划项目等。为提高学生学习的主动性和灵活性，学校整合了校内外相关实验室资源进行跨学科科研平台共享，给学生提供丰富的科研资源，并借助学校的智慧实验室管理平台实现实验室自动化管理。注重互动性与参与性，教师在研究的全过程通过引导，实时纠正学生研究方向和目标，并定期组织进展汇报和实验讨论。在本科阶段的最后一个学期，学生用自己的科研成果参加竞赛、撰写论文、进行学位申请等。这些途径将检验学校教学成果的有效性。

北京中医药大学建立的本科跟师制度指通过双向选择，让每位学生从大学二年级开始，拥有自己的学业导师，并参与导师团队的组会学习、科研活动，通过本科跟师手册和毕业专题规范，将后期学习与毕业专题科研训练相结合，建立系统的科研思维与能力培养体系，为学生进入研究生阶段打好基础。探索国内外双导师模式，提供国外学习研究平台，推荐学生到国外一流院校深造，进入国际前沿实验室，开拓视野，掌握先进科研技术并应用到后续的科研工作中。此举一方面可以引进高水平科学技术方法用于中医药科学问题的研究，另一方面可以输出中医药文化思想，推进中医药事业的国际化。

（五）新医科人才培养考核方式建设

分数并非教育的终极目标。前期调研结果显示，课程成绩分数高的学生并非一定具备优秀的科研素质和科研精神。因此有必要建立和推广更加多元化的评价体系。例如，可以借鉴临床医学长学制中的淘汰分流机制，实施竞争性培养模式，实现优胜劣汰。在中药学领域，可以设立"中药长学制班"，除了进行基础理论和专业技能的规范化培养外，还强调学生领导能力的培养，全面提升道德、素养、知识和技能等方面。应构建具有全球思维和国际视野的教育环境，增强文化融合和沟通能力。通过职业规划培训，加强学生对职业规划的认知，提高对所选职业的认同感。还需要探索中药学长学制人才培养体系，优化关键环节，以领军人才为培养目标，并建立科学合理的过程质量评价体系。形成一个体现"医药圆融、科教协同"特色的中药学领军创新人才培养目标和综合评价体系，建立规范化、一体化培养新模式，培养具有国际视野的高水平中药学领军创新人才。

北京中医药大学对学生的评价方式进行了设计调整，新增了中医学相关课程综合考试和中药学相关课程综合考试等环节，通过综合评价和优选激励学生学习和进行科研训练，拓宽学生的知识结构，增强学生的创新能力。

第二节　城市型大学新医科人才分类培养与模式探析

一、临床医学专业新医科人才培养模式

在新医科背景下，社会需要医学院培养满足新时代发展需要的，具有良好的教育背景、实践能力、团队合作能力、人文素养、伦理道德及扎实的专业知识的"医学+X"复合型创新型临床医学人才。

（一）师资队伍建设

通过吸引高层次的学科领导者，构建一个涵盖所有主要学科且相互补充的高素质教师团队。借助政府部门以及医疗机构的力量，设立实践教育基地和实验室，以满足不同岗位的需求，并以此为基础组建一支实践教育的教师团队。创建"医学、教育、生产、研究"四位一体的发展平台，以促进各领域的协同进步。实行本科生和年轻教师的导师制度，采用网格化的管理模式，激励年轻医生积极参与教学工作。采取灵活多样的教学活动，如组织临床讲座和各种技能竞赛，以帮助教师提高临床教学能力。

（二）课程体系改革

传统的医疗教育模式将预科教育、基础医学和临床医学分割为三个独立的部分。新医科尝试全新的教育模式，强调理论学习与实际操作紧密联系。此外，通

过整合通识教育、基础学科、专业课程、线上线下课程以及实践训练，构建一系列内容均衡且结构精良的优质课程，推动临床与基础医学、护理学、药学等有机融合，实现医学与文科、理科、工科之间的结合，建设多学科交叉融合的新课程体系。

（三）教学方法创新

为了构建一个完整的临床医学知识框架，需要整合现有的临床医学知识并编写相应的教材。借助"互联网＋"和虚拟仿真教学平台等先进技术，全面构建学生的临床知识体系。鼓励采取"以器官系统为中心"的教学策略，并在尽可能贴近临床实际的环境中实施"教、学、做"一体化的教学模式，如案例式、启发式、小组式、任务式和场景式教学方式等，以此来提升学生将理论与实践相结合的能力以及他们对知识的掌握和应用能力。此外，需积极建立虚拟仿真教学平台，以便实现远程教育，可以利用中国 MOOC、超星泛雅等在线教学资源，引入顶级医学院的优秀教师和课程，打造出一个集"医、工、文、理"于一体的精品课程体系。在构建课程体系的过程中，需要整合来自医院、学校、企业和研究团队等多方面的力量，也应该在教学实践中运用虚拟现实技术，加快建设一系列虚拟仿真的课程和平台，如在基础教学中生动地展现微观的生物学结构和宏观的解剖结构，在技能实践时通过虚拟仿真技术沉浸式训练来提升各种操作的安全性和熟练度，在临床训练中通过虚拟诊疗环境及标准化患者的构建，使学生身临其境地开展病史采集、体格检查和实验诊断训练。

（四）基础医学与临床融合

提倡基础医学与临床融合的新的教育模式，即"多元化的临床经验、持续的临床学习以及早期的临床接触，然后回到基础医学知识"，旨在增强学生的临床思维能力和实际操作能力，同时也深化他们对基础医学的认识。首先需要优化课程安排，构建一个包括从基础理论出发的验证性实验、由课程整合支撑的综合设计性实验，以及以科学研究为导向的研究探索性实验的多元化课程框架，增设一些临床相关的选修课程。其次要加强基础医学教育，编写一系列关于解剖学、生理学、生物化学、病理学、病理生理学、药理学的临床相关基础知识辅导材料。最后可以组织一些具有重要指导价值的讲座和基础教学班，并邀请基础医学领域的专家与临床学生进行交流。

（五）医学与人文融合

在"大健康"背景下，为了实现医学与人文的完美结合，需要引导医学生深入理解这两者之间的关系。首先可以构建一个专门的医学人文课程体系，以推动医学人文教育的发展。接下来需要构建一组涵盖社会医学、心理学、医学伦理学等核心学科的必修课程，以及包括文学、美学、历史等人文学科的选修课程。还需要扩大教师团队的规模，以便从多个视角来教授医学知识，让学生能够全面地掌握医学知识，并深切体会到医学事业的重要性和价值。最后通过实施"课堂教学－校园文化－社会实践"的医学思想教育模式，在多种形式的教学活动中将理论知识转化为实际应用，从而提高学生的社会责任感和使命感，坚定他们为拯救生命而努力的决心。

（六）医学与科研融合

新医科建设要求医学教育重视创新思维培养，鼓励学生参与科学实践。首先，通过创建科研课程、学术讲座、创新实验平台等多种科研条件使学生尽早接触科研。其次，通过招募资深教师指导学生参加国家级、省级等不同级别的大学生创新大赛，举办"挑战杯"大学生课外学术科技作品和大学生创新创业训练计划项目等来开阔学生视野，提高其创新创业素质。再次，学校层面出台"竞赛项目成绩可转化为学习积分"及"学生毕业之前需修够一定创新学分"的规定，鼓励学生参与创新创业项目。最后，学校层面组织学生参与各类科技竞赛，让学生找出差距和短板，从而进行针对性的训练。

湖南中医药大学在医学生培养全过程中贯穿科研创新能力，创建课程融入、科创活动与科研实践"三位一体"系统性培养机制，将科研思维整合到教育体系中，通过加强教学实验与设计实施，以及增加创新学分的设置，提升学生的科研能力，积极引入最新的学术成果，将其融入专业课程的教学中，并采用多种教学策略，以激发学生的探索精神。此外，还组织了一系列的科创活动，包括邀请国内知名的医学专家进行系列讲座，设立杏林学术讲坛，提供科研基本技能和实验室操作的培训，举办实验设计大赛、论文比赛以及创新论坛等，以此来提升学生的科研素质。鼓励学生参与科研实践，引导他们组成团队申请大学生创新创业训练计划项目。按年度举行一系列的基础医学实验设计大赛和大学生生命科学竞赛，旨在选拔和培养优秀的学生团队和项目，以在全国性和国际性的比赛中取得优异的成绩。

（七）评价体系改革

临床医学专业教育评估系统的革新，需要关注多元化的评估方式，包括对学生的学习过程以及他们的实际经验的深度考察，同时也应重视教师与学生的互动。为了全面评估理论课程，可以采用各种形式的评估手段，如课题研究、问题解答、小组讨论、中期和终期考核等。临床技能水平考核可以开展见习、实习及多站式临床技能操作考核，通过有机结合网络教学平台与云计算、大数据等技术量化考核学生学习效果，实施全过程跟踪评价，不断完善培养方案。构建以临床医生岗位胜任力为导向的多元化考核体系，考察内容包括理论课、实验课、见习、实习及竞赛、义诊等，实现医学与思政教育的有机结合，评价内容涵盖学生的临床知识与技能、人文素养、沟通交流能力、自主学习能力、思政水平等方面，将个人自评、互相评价、教师评价有机结合，把学生的医学素养和知识客观全面地反映出来。

二、中医学专业新医科人才培养模式

在新医科背景下，中医院校需要培养满足大健康时代中医药人才多样化需求、具有中医药原创理论特色与时代特色的中医药复合型人才。

（一）强化教师队伍

首要任务是全面提升教师团队的专业素养，通过整合学校内外专家的学科教育资源，推动跨学科和跨行业的优秀人才共同参与教学工作，以激发中年及年轻教师的教学热情。其次，调整教师的构成，构建多元化的教师协作模式，根据专业领域和新型医学科目的培训目标，深化培养中医人才的教育理念，同时优化教师的年龄、教育背景和学缘结构，打造一支具有"高度的思维视角、强大的专业技能、全面的综合素质"，以及充满创新精神和团队协作精神的教师团队。最后，我们应根据专业和新型医学科目的培训目标，进一步提升教师团队的专业知识水平、人才培养水平、教学能力和创新能力。

（二）改革课程教材

强调以学习为核心，通过信息技术提升学生的学习体验，并实现虚拟与现实的深度融合，最终目标是促进学生的全面成长。这种教育理念贯穿于其课程设计和开发过程中，使得课程成为承载知识和技能的主要工具。首要任务是构建一个"视野广阔、基础深厚、从本科到博士学位的连续教育"的框架。这个框架将专业课程与通识课程、中医和西医以及本科至博士阶段的课程相结合，以此来强调全面性和个性化的思考方式，从而提升学生的理解能力。此外，应以学生为主导，以职业适应性为核心，深入研究并应用中医药的传统模式和技巧，同时也关注现代科学的新兴理论。将这些跨学科的知识和技能融入创新性课程设计中，形成一种系统性思维与批判性思维相互融合的新课程体系。接下来，遵循"自我发展、理论与实践相结合"的原则，强化信息技术与教育实践的整合。最终，将中医药的思维方式与现代科学的思维方式、传统理论与现代理论相结合，强调中医药自身的传统原则，重视理论与实践的紧密联系，注重培养学生知识迁徙、自主建构及综合的能力。

（三）学科交叉融合

在新的医疗科学框架内，中医学科采取了"以中医为核心，多元学科协同进步"的发展策略。第一步是将中医与现代医学有效地融合在一起。打破学科间的壁垒，整合各学科的内容，拓宽学科领域。在此基础上，将中医与西医的诊断方式相互融合；根据中医学科的发展趋势以及新型医疗科学对中医人才的需求，尝试寻找学生的多种发展路径。其次，鼓励中医与新兴学科的结合。努力将中医教育的需求与现代信息科技相结合，强调"中医+"学科的融合，并建立具有中医特色的智能医学、转化医学、精准医学等新兴医学专业。最后，致力于深化中医与其他学科如理学、工程学、文学的融合。在中医理论、关键技术、设备等方面展开研究，提升学生的创新思维和综合能力，构建一个能让学生在自然科学、社会科学和人文科学之间平衡发展的学科架构。在课程中穿插融合医、理、工、文等多学科知识，开设中医养生学、中医情志学、生物医学工程等选修课，拓展学生的知识面。

（四）创新人才评价

对于新医科的中医人才评估政策，应从宏观角度出发，以满足中医人才的需求为核心。这个政策应包含一系列的标准，如科学研究创新、临床操作技能以及实际应用的发展等。此外，还需构建一个能够最大限度地激发中医人才潜能和活力的工作环境。然而，仅仅制定这样的政策是不够的，还需要加强其执行力度、反馈效果以及创新性的提升。为此，可以设计一套多元化的反馈评价系统，涵盖学生、用人单位以及教育工作者等多方面的评价。同时，也应该设立一种由顶级中医人才主导的自我评估机制，让他们对自己的知识、技能、品质以及培训方式进行全面的自我评估，从而更好地满足他们个性化的职业发展需求。

三、全科医学专业新医科人才培养模式

在新医科背景下，全科医学专业应该培养具有创新思维、综合技能的医防结合的复合型全科医学人才。

（一）加强师资协作

选拔出在各个学科中展现出全面视角和整合能力的优秀教育工作者，共同探讨跨学科的课程内容，以满足新兴医学科学以及全面型人才培育的需求。在医学领域，不仅需要招募具备全面医学技能的全科医生，还需引入具有临床专长的专

科医生，借助他们独特的生物-心理-社会医学的临床思维模式，实施一系列从预防到诊断再到评估和决策的诊疗步骤，从而为患者提供连续性的医疗服务，包括首次就诊、定期检查、转诊和后续跟踪。而在非医学领域，应扩展医学生的知识范围，选择那些能够教授公共基础课程如医用物理学和医用高级数学的教师。这些教师拥有医学背景，有助于推动人工智能和大数据等领域的医学应用融合。此外，也可以采用综合性院校与其附属医院之间开展多学科交叉培养，不同院校间、相关企业间开展合作培养的模式，甚至可以采取国际交流培训与实践的方法，进行师资队伍的整体构建。

（二）教学模式改革

与传统医学比较，新医科和全科均需要更广的知识面，意味着知识需求量更大、学习周期更长。为了提高人才培养质量并缩短教育周期，高等教育机构需要对其教学制度、课程设计以及专业领域进行必要的调整。借助现代科技手段如互联网和社交媒体，大学可以利用在线微课程、翻转课堂等创新模式来构建数字化的教学资源库。这种教学方式不仅能满足在校生线上与线下的学习需求，而且可以通过分享公共课程资源，让更多人受益于优质的教育资源，从而解决因课程资源有限而引发的学习问题。这种策略有望产生"1+1>2"的积极效果。

（三）学科深度融合

作为社区居民健康的守护者，全科医生肩负着治疗疾病和维护健康的重要职责。他们是健康"守门人"。为了更好地履行这一职责，全科医学人才需要将大数据相关的理论知识、创新创业教育以及智能医学等领域的知识融入人才培养过程中。利用大数据技术处理医疗信息，可以帮助全科医生更高效地执行双向转诊和慢性病管理等任务。这种方法具有诸多优势，如能够及时识别疾病并预防蔓延，以及预测疾病的发生率等。比如脑卒中患者可佩戴连接大数据中心的智能设备，当急性发作时，患者生命体征被及时传输给全科医生，全科医生在远程指导患者家属进行自救处理的同时，派遣救护车前往现场将患者转运至大型医院进行抢救；慢性病患者可在日常生活中自行上传生命体征信息至云端，通过信息处理后全科医生即可远程实现"临床指导"。

（四）智慧教学打造

在新一代医学教育的构建过程中，必须全面引入现代信息技术，并将其融入所有阶段的人才培养。这样，可以培育出一批能应对科技进步需求的人才，他们能够提供智能、定制化、高效且可持续的医疗服务。这些新一代的医学人才不仅需要精通专业知识和临床实践技巧，还需要了解医学人工智能、大数据的知识和技能，以便更好地满足医疗设备、诊断治疗、健康监测以及患者交流等方面的智慧化、信息化、精确化的发展需求。为了实现这一目标，医学院可进一步提升智慧医学教育环境，以数据为中心，整合智慧课堂、虚拟仿真实验室、智能学习、智能管理等各个系统，利用数据分析，为每个学生提供独特的、有针对性的学习路径。

（五）评价体系优化

需要建立一个多元化的评估系统，该系统应侧重于大规模的评估地点、全面的评估要素，以及简单的评估手段。同时，构建一个以员工的岗位胜任力为核心的全职人员评估体系。首先，我们在学生不同阶段的学习场所进行评估，包括理论课程、实验室实践、实地考察、实习以及各种竞赛和志愿者服务等。评价目标是将医学、道德伦理教育与课堂内外环境相结合。其次，评估的内容应涵盖临床知识、技能，以及人文素质、沟通技巧、自我学习能力和政治思想等多个方面。此外，评估方式可采取自我评估、相互评估和教师评估三种方式，以便对学生的知识掌握程度和医学素养水平进行客观和全面的评估。

四、护理学专业新医科人才培养模式

在新医科背景下，人才培养目标体现新医科理念，培养有丰富的人文知识、系统的护理学知识和专业技能、较好的信息技术应用能力，具备护理岗位胜任力的护理专业人才。

（一）打造师资团队

学校要以鼓励教师提高创新意识为导向，以适应新医科对护理人才培养的要求。引导教师改变教学模式，鼓励教师顺应时代要求，转化角色定位，由指挥者调整为协调者。例如，选派教师到国内外优秀院校进修学习，让其掌握国内外护理的最新进展并给学生授课；把临床教师的作用最大化，选择临床经验丰富及有创新意识的人才打造优秀师资团队。此外，要注重考核教师培养创新型人才工作的业绩，完善奖励机制和团队整体业绩考核机制。

（二）完善课程体系

以"强化基础、凸显素养、重视能力、引领革新"为教育理念，确立"以学生为本、以创新为魂"的人才培养观，整合教学大纲，精简理论学时，精选实验内容，注重培养学生创新意识，把以往只注重知识和技能的培养逐步转变为知识、技能、创新、人文并重的适应新医科发展的培养。

在传统护理课程基础上整合一批通识课程和人文课程。通识课程包括"人类演进与社会文明""科学进步与技术革命""中华文化""人文艺术与中华文化传承""国际事务与全球视野"等，护理人文类必修课包括"新生研讨课""护理伦理学"等，护理选修课包括"关爱与照顾""护理临床推理与决策"等。

（三）创新教学模式

探索新型教育模式，即"护理+X"的多学科整合，旨在培育出具备跨领域知识的复合型护理人才。这种教育方式的核心在于为学生提供一个真实且全面的临床环境，让他们能够全心投入实际的学习中。在课程开始之前，学生会独立地研究与护理相关的病例，并在此基础上提出自己的见解。然后，他们将有机会参与各种形式的互动活动，如角色扮演、高度逼真的情景模拟、在线医疗咨询、实地实习以及社区服务等。这些活动不仅能提高他们的护理技能，还能增强他们的团队协作能力和沟通技巧。其教育理念是以护理工作所需的能力为核心，因此在教学方法上进行了创新。传统的授课方式被打破，取而代之的是一种更为互动和启发式的教学模式。这意味着将从"教师、教材、课堂"的传统模式转向"学生、学习行为、学习过程"的新模式。这样做的目的是帮助学生建立终身学习的习惯，并鼓励他们在学习过程中发挥主动性。此外，还采用了多元化的教学策略，以适应不同教学目标、内容和场景的需求。过去那种以讲解为主导的教学模式已经被激活、培养和支持学生发展的新的教学模式所替代。选择各种现代教学方法，并应用于护理实践中，培养护理学生表达与交流、团队合作、信息检索和临床思维的能力。"以团队为基础的学习"促进护理学生整合学习和阶段考核，培养其分析和解决问题的能力、团队合作和表达交流的能力。混合式教学通过"线上自学+面授教学"，引导护理学生深度学习。实验教学法围绕护理专业培养目标开设实验课程，护理学生从各种观察性、验证性和设计性实验中学习并印证理论知识，掌握实验技能。模拟教学法应用于功能训练模型、计算机辅助模型、虚拟现实和触觉感知系统等，培养护理学生的临床技能和临床思维。

（四）提升创新能力

新医科背景下，创新型护理人才的培养目标在于构建一个高效的社会医疗服务体系。为此，教育机构需要将创新创业理念、职业生涯规划以及学生的创新能力相结合。教师应当专注于职业生涯规划和创新创业来培养学生的创新能力。他们不仅需认识到创新能力对护理学生发展的关键性，还需要深入了解护理学生职业规划和创新能力培养的情况，以便提供更有实际价值的就业和创业建议。同时，教师还应优化教学改革，以满足国家对创新型护理人才的需求。此外，还应大力推广将信息技术应用于学生创新能力的培养，如训练学生有效地利用网络资源，提高他们的信息搜索和分析能力，从而增强他们综合解决问题的能力和科研意识，为他们将来运用信息技术进行创新研究奠定基础。

（五）学科深度融合

为了构建一个新的通识教育框架，必须强调"深度广度、多元视角、多领域交融"的原则。这个框架应以全球科技历史和人类文明发展为核心，并有效地融合文学、科学、工程学、医学等领域的优质教学资源。领导者应由行业内的专家组成，他们将带领跨学科的教学团队，在人才培育的过程中注重价值观的引导和品行的塑造。作为学生学习专业知识的基础，基础医学知识教育至关重要。因此，医学基础课程应当结合最新的护理研究成果，以及书籍中的理论知识，以便让学生能够尽早接触学科的前沿动态、培养科研意识和技能。通过采用探究式教学法、全程评估、非标准答案考试等方式，可以更好地实施基础医学教育改革。这种改革的核心目标是提升学生的思维能力和综合运用知识的能力。人文教育在护理人才的培养中也起着关键作用。在"以患者为中心"和"以团队为基础"的教学理念下，需要培养学生的关怀品质、沟通技巧、团队合作精神和批判性思维等人文素质。利用综合性高校丰富的课程资源，鼓励护理学生选修其他学院开设的相关人文课程，夯实文化底蕴。

（六）创建评价体系

对于护理人才的评价可采用笔试、口试、撰写病历、技能操作等方式，也可使用自主探究、分组交流、班级研讨和个人总结等多种手段，在考核体系中充分体现创新意识，对学生实行多维度、全过程考核，增强学生创新研究和解决问题的综合能力。另外，建立奖励制度，引导学生积极参与各类创新创业项目。

五、影像医学专业新医科人才培养模式

在新医科背景下，培养具有基础医学、临床医学、医学影像学和现代电子与信息技术的基本理论和基本技能，有初步的临床能力和科研工作能力，有较强的创新精神、实践能力和发展潜能，能从事医学影像诊断、介入放射、放射治疗和医学成像等方面工作的复合型医学影像人才。

（一）加强教学能力

在新医科视角下，多学科融合和"医教产研协同"育人的模式对师资队伍提出了更高的要求。上海健康医学院从校内外两个方面提升教师的教学能力。一方面对内开展"师资人才百人库"项目，选择优秀教师参与提升计划，到国内外各

大院校、医疗机构和医疗器械公司进修，提升专业素养；另一方面从优秀的医疗机构和行业企业引进医师和工程师为兼职教师，共同完成专业定位、培养方案修订、专业课程授课等教育与教学任务。在校内课程教学和校外实践中，针对授课单位多元化，加强教学管理与监督，保证同质化教学的实施。

（二）改革课程体系

在新医科背景下，上海健康医学院在改革课程体系时把医学技术和工程内容相融合。学校开设设备类整合课程。在教育过程中，需要重视医学技术和影像设备的基本原理及构造等医疗工程相关的内容，这有助于提升学生的医学科学素养。新的医学教育模式要求重新审视课程设置，强调以学生为中心，遵循跨学科整合、智能化医学以及"深厚的基础知识、强大的实践能力和高素质的个性特征"的人才培育原则。目标是培养出具备扎实理论基础、丰富基础知识和熟练技能的学生，他们能够展现出卓越的知识水平、实践能力和综合素质。通过将公共通识课、学科基础课、专业课程和素质拓展平台融入课程体系，可以实现课程体系的重塑。此外，还需增设实践教学、人工智能、信息技术、数据分析、人文关怀、心理学、沟通技巧和创新创业等相关课程，以此强化计算机技术和设备原理的学习。最终，将建立一个包括医学、工程等的跨学科交叉的课程体系，以满足现代医学教育的需求。课程体系实现基础医学知识、临床基础知识、电子工程技术知识、人工智能知识的有机结合，推动多学科融合，创新课程设计。

革新教学内容：以"分子－细胞－组织－器官－系统"为导向对教学内容进行整合，创建整合课程。处理好基础医学、临床医学与智能医学的关系，及时在教学内容中融入互联网、人工智能与医学领域相结合的最前沿信息。将智能医学的理念与传统的医学基础和临床实践相结合，如在内科、外科以及医学影像学等课程中，可以积极地引入智能医学在各个系统疾病领域的最新发展。同时，应详细阐述医疗人工智能在实际临床环境中的应用案例，以此来塑造学生的智能医学思维方式，并让他们掌握前沿科技的基本知识。此外，还需将智能医学的道德规范融入医学伦理学的教育中，以引导学生尊重患者的个人信息和隐私。为了进一步提升教学效率，可以在在线课程中加入更多元素，对现有课程进行改革，充分利用优质的在线课程资源，打造出高质量的在线课程。从新的医学教育角度出发，需要在在线课程的设计中融入多元化的合作育人机制，构建一个"医教产研"联合创新联盟，以便更好地对接人工智能和智能医学。在这个过程中，还需要将人工智能、法律、信息技术等相关学科的内容融入在线课程的建设中，形成多学科有机结合。

（三）创新教学方法

新医科的发展要求增强学生的创新、自主学习能力。教师要运用多种教学方法引导学生发现、分析、解决问题，培养学生的批判性思维和创新思维。对于"医学影像解剖学"课程，学生可以分小组以研讨模式学习；教师使用多学科讨论模式让学生学习疾病的机制、表现与管理，在疾病调查、分期评估中嵌入成像，培养学生使用经济有效的成像方式。

（四）医学与人文融合

新医科要求医学人才培养加强人文素质培养，在教学全过程中融入思政教育和职业素养教育。上海健康医学院在课堂教学中进行德育教育，实行"课程思政"改革。学校把德育内容嵌入所有课程中，让学生在所有课程中均受到德育教育。教师在教学中把思政教育和职业道德、人文关怀、医学精神等诸多内容有机结合，真正做到医学与人文融合。

（五）改革教学实践

在教学实践中，创建医学影像实训教学中心，通过虚拟仿真实验以及网络教育平台，有效调动学生的参与热情，并以此培养他们的创新思维、实际操作技巧、沟通交流技能以及优秀的职业素养，从而提升整体的教育品质。此外，为了进一步增强教学效果，还应在医学影像实训教学中心增设网络设备，以便与医院的放射科诊断工作站实现互联，从而在更为接近临床实际情况的环境下进行实践性教学活动。在医学影像检查技术的仿真环境下，学生可以接受技能评估并获得相应的评分。这些设备的使用有助于提高学生的实践操作技巧，同时也能作为教师评估学生操作能力的参考标准。此外，学生还可以在超声检查模拟训练平台上进行训练，以熟练地完成对人体的全面且标准的扫描。这种训练方式不仅模拟了临床检查和诊断的过程，还让学生有机会在特定的区域内进行超声扫描，从而更好地掌握超声操作技巧。通过这样的训练，学生能够全面掌握超声诊断的理论知识和实际操作技巧，使得教学过程更加接近临床实践操作。

（六）优化评价体系

医学院要完善医学影像人才培养评价体系。评价体系应包括医学知识、技能以及人工智能相关学科的基础知识。学校应推动多种课程考核方式的创新，包括实现结构化的临床教学以及计算机模拟病例等。完善以岗位胜任力为导向的形成性与终结性的评价体系，形成课程成绩、毕业考试、实习考核"三位一体"的评定体系和评定标准。教师、学生和用人单位综合评定学生的知识、技能、解决问题能力和沟通能力等，切实增强学生的专业知识和临床技能。

六、检验医学专业新医科人才培养模式

在新医科背景下，学校需要培养能运用医理、医工等交叉学科知识解决医学检验实际问题，既精临床又通检验，科研创新能力强的复合型医学检验高级人才。

（一）优化师资队伍

培养出高质量的人才离不开优秀的教师群体。将教研室与附属医院的检验科整合在一起。这种策略不仅让医院的检验师成为临床检验学的教师，而且还创造了"双师型"教师团队。教师既具备丰富的专业知识和技能，又能在教学任务和检验科工作之间灵活切换，从而显著提升了实践能力。这些教师能够利用他们深厚的专业素养和实践经验，向学生传授最新的学科资讯，帮助学生更好地应对实际问题。此外，人才培养计划也强调实习的重要性，学生在这个阶段可以在检验科完成学习任务，从而实现教学与临床实践的紧密结合。教师队伍应当坚持以自我培养为主导，适当引入外部资源来建立一个多元化的教师队伍。这样一来，可以进一步强化学科建设，并逐渐形成一支由多元化教师组成的团队，该团队拥有先进的教育理念、高尚的职业道德、卓越的教学能力和强大的实践能力，并且能够做到专职与兼职相结合，为提升学生的技术应用能力提供坚实的师资保障。

（二）创新课程体系

为了深化传统医学检验课程的改革，通过引入人工智能、生物信息学、生物新材料等理工科领域的课程，并积极地将新兴的"互联网＋医学检验""人工智能＋医学检验"等领域的新知识和技术融入教学过程。此外，还设立创新性研发实习、科研实践以及理工科大学联合培养基地，以探寻"医教产研协同"和"多学科交叉融合"的联合培养模式，旨在培育出优秀的具备多元学科背景的医学检验人才。

（三）融合人文教育

坚持新时代下立德树人育人新要求，在人才培养全过程中融入人文教育。在构建全员、全过程、全方位"三全育人"大格局过程中，着力推行课程思政、专业思政、学科思政体系建设，根据专业人才培养特点和专业能力素质要求，教师应该把人文知识、人文精神融入专业知识的讲授中，使课程与思政形成协同效应，实现知识、能力、人文培养融合，培养出有人文素质的复合型检验医学高级

人才。

（四）提升实践能力

为了实现新的医学教育改革，应全面重构包括基础知识、科学研究、开放式实验环境以及实习和见习机会的全面框架。同时，修订实践课程的教学大纲，以增加实践课程的比例，并通过整合各种实验项目来建立一个更为标准和系统化的实验教学体系。在这个基础上，将实验课程打造成一门既包含基本操作技能训练又具有综合性、探索性、研究性和代表性的课程，从而帮助学生提升综合实践能力。此外，还致力于创新实验教学模式，具体来说，包括以下几个步骤：首先，将理论和实验教学相结合，以便使学生更好地理解和掌握所学的知识。其次，将实验教学与临床实践相结合，这样可以使学生在第二学期就能接触实际的工作环境，从而促进他们对理论知识的学习。最后，开放实验室，让学生能够尽早地参与实验，以此来提升他们的检验技能、临床思维和沟通交流能力。基于此，鼓励学生去学习相关的知识和技能，如仪器的日常维护和维修，以及处理实验数据等。这些知识和技能不仅能帮助他们在未来的科研工作中做好准备，还能让他们具备更多的竞争力。通过虚拟仿真实验教学把现代信息技术与实验教学结合，使教学内容更形象、生动、直观，提升学生创新、实践能力，提高教学实践质量。

（五）增强创新能力

创新能力是大学生的核心竞争力所在。为此，许多高等教育学校已经开始实施一系列措施来鼓励和推动学生的创新思维，包括提供"大学生创新创业""医学科研与论文撰写"等课程，以及设立创新学分制度和课外科研活动等。这些举措旨在激励学生参与教师的研究项目和大学生创新创业训练计划项目。同时，一些高校还通过与医疗检测公司签署校企合作协议，将学校的实验室资源与公司的实际应用相结合，从而在人才培养、产学研一体化研究、共享创新实验平台、科研型教师团队建设、临床实习和就业等多个方面展开深度合作。这种合作模式不仅有助于解决学生创新素质培养的问题，而且有助于科技创新、创新创业和职业技能的发展。

（六）改革评价机制

首先创建多样化、内外结合的教学监控体系。通过同行、学生、社会对教学质量的综合评价，客观检验教学效果，发现问题后改进教学。然后创建过程评价体系，过程性评价和终结性评价并重，重点培养学生的发散性思维、创造性思维。加强对学习态度、课外作业、实验报告等过程性评价的考核。此外，采用多样化的考试考核方式，重点考核学生的学习、创新、应用、合作能力等。

七、药学专业新医科人才培养模式

在新医科背景下，医学院需要培养具有沟通协调能力、实践应用能力和创新创业能力的"医药+X"高层次复合型药学人才。

（一）优化师资团队

为了提升师资队伍的质量，采取以下两个策略。首先，需积极吸引具有企业经验的高级人才加入教育队伍。其次，制定一系列政策来支持高级人才的自我培训。这些政策包括鼓励教师到企业实习，特别是在他们刚刚开始职业生涯的时候。对于新入职的教师，实施三年的考核免除政策，以便他们能够专注于实践教学的学习。此外，探索与知名制药公司的合作模式，以共同申请各种科技项目，从而培育出一支既具备理论知识又拥有实际操作能力的"双重能力"的教师团队。这种方式使得教师有机会与行业专家和熟练工匠紧密合作，从而显著提升专业教师的实践技能。

（二）革新课程体系

现行的医药教育系统已从传统学科的整合演变为一种新的跨学科模式，即"新工程"和"新人文科学"等领域的融合，并进一步与"新医疗科学"相结合，形成了一种强调实用性和创新性的多元学科课程架构。这个新的课程架构旨在将医药、工程、人文和社会科学等领域的专业知识和技能有机融合。在这个新的课程架构下，尤其需要关注通识教育以及专业知识、扩展能力的培养。通识教育的核心是通过引入人文科学和地域文化等元素来全面提升学生的素质。此外，为了强化学生的爱国主义观念，还增加了一些政治思想教育课程。这些举措有助于拓宽学生的视野，为其未来的创新能力奠定坚实的基础。对于专业能力的培养，采取了将大量的实验课程与医药专业课程相结合的方式，以此来训练学生在实际操作中正确使用药物、调配药剂、生产药品以及进行药品销售等。同时，还可以设立一个扩展能力的模块，包括选修课程和创新创业课程，这不仅能提高学生的社会责任感和创新创业能力，还能锻炼他们的批判思维能力。

（三）创新教学方法

在新的医学教育理念中，我们必须将研讨会和探究式教学方式融入翻转课堂中。教学研究发现，学生更倾向于接受传统的填鸭式教学，他们的表达能力和团队协作能力相对较弱，这使得他们难以达到新医科的教育目标。因此，教学方法的改革必须致力于提升学生的语言表达、团队协作等技能，以推动他们自我驱动学习和独立思考，并培养分析和解决问题的能力。此外，在学生的实践课程中，我们可以引入综合性和设计性的实验，以此来增强学生的动手能力。同时，还可以利用每年的暑假时间，组织学生参加"三下乡"社会服务项目和毕业实习，通过他们在社区、乡村和企业中提供服务，从而实现"学生在哪里实习，技术就在哪里传播"的目标，充分展示学生的技术专长，提升他们的社会责任感。

（四）提升双创能力

为了全面提升学生的实践技能，构建一个包含"实践教学""校内实践""校外实训"三个主要部分的人才培养模式。在这个模式下，积极将各种类型的实验教学项目融入各个学科的基础、综合、设计和创新课程中，以确保学生能够掌握所需的技能以应对工作环境的要求。此外，还特别增加了一些综合性的实训课程，如药品质量控制综合实验，以此来进一步提高学生的创新实践能力。对于校内的实践环节，实施导师制度，鼓励学生参与各类大学生创新创业训练计划项目和全国大学生制药工程设计大赛等。同时，也支持他们进入学校的实验室和研究中心等平台，参与科学研究、竞赛和创业实践等。对于那些有意愿创业或拥有潜在项目的学生，邀请校内外专家开设创业讲座，提供专业指导。至于校外实训环节，安排药学和中药学等相关专业的学生到校外实践基地进行专业实习，以便他们能够在实际工作中获得更多的经验和技能。此外，为满足制药岗位需求，与多家知名药企就药品研发、生产、销售、检验、临床检测等开展校企合作，共办五类校企特色实验班。学生根据自身情况选择，由校内外专家共同授课，考核合格的学生可到企业完成毕业论文及实习、工作，实现"产学研用"培养模式。

（五）强化实践教学

学校创建专业技能、思政素养、科学思维等多层次人才培养体系，促进学生多样化发展，形成社会实践体系（区级、校级、院级、个人四个层面及暑期、周末、日常三种方式）。增加 GMP 实训及药厂实习，如建成 GMP 实训基地，穿插安排药房实习、GMP 实训和药厂实训实践活动，并增加学时和学分。

（六）改革评价体系

为了确保教育质量的全面提升，需要构建一个由三个主要层级（大学、系科以及教研室）组成的评估系统。这个系统的核心是通过设立专门的教学评估团队、教学分委会以及教学监督小组，与学校的质量评估管理部门紧密协作，共同打造一个完整且有效的评估机制。这种机制将从多个角度对学校的教学管理水平和教职员工的教学表现进行全面评估，包括来自校内、行业内的专家以及学生的多维度评价。此外，还需要根据不同学科的特点来调整评估标准，这是因为这些标准对于衡量学生的学习成果具有关键性影响。鼓励教师采用新的教学评估方式，并进一步加强对学生在学习过程中展现出的创新、应用、团队协作等能力的评估，这将有助于培育出具备独立学习能力和创新创业精神的复合型药学人才。

第三节　城市型大学新医科人才培养的困境与路径

一、城市型大学新医科人才培养的困境

（一）教师团队缺乏

新医科教学内容包括"医学＋X"跨界实践，要求教师具备跨学科知识，成为全能型教师，进行学科交叉教学，引导学生进行开创性研究。

随着社会科技进步和经济快速发展，医学与其他学科的融合成为现代医学发展的必然趋势。新医科强调医学人才要能够跳出医学学科的局限，与理、工、文等学科进行深度交叉和融合应用，这对教师团队的综合素质提出了更高要求。医学生的培养必须符合社会发展的需要，教师在具备医学专业素养的同时，还应具备学科跨界融合的思维方式，并注重培养学生的跨界思维能力，这就要求教师不仅能够组织学生进行理论知识的跨界学习，还要具备指导学生进行跨界实践训练的能力。目前，医学院的教师多数来自国内外的相关院校，他们的来源和学科背景相对单一，传统的学科教育使得年轻教师缺乏多学科跨界融合和协同发展的能力，这对新医科教育教学效果产生了一定的影响。

教师队伍结构合理性欠佳。合理的教师队伍结构对学科建设和提升高校教学质量至关重要。中国高校教师普遍存在"同源化"现象，导致教师研究领域和方向过于趋同，不利于创新团队的构建。对于一些医学院来说，教师队伍的新老交替问题较为严峻，严重影响学术梯队的建设和可持续发展。

（二）教学资源匮乏

新医科教学对课程设置要求很高，需要选择能融合人工智能和医学的可扩展内容，同时与课程体系建设和教学模式相适配。然而，目前我国医学院多采用授课教师自编教材，缺乏同时了解人工智能和医学的教师，教材无法满足新医科人才培养的需求。

实验室资源不足。医学实验室涉及领域广泛，如生物学、微生物学、免疫学、化学、血液学、细胞学、病理学等，并且医学研究的对象是人，涉及生物伦

理和道德因素，具有高度的专业性、复杂性和特殊性，因此建设成本高，实验室资源相对匮乏。新医科将复杂系统、数据分析和智能控制等融入传统医学，使得新医科专业实验室的建设更加困难。

（三）教学模式僵化

医学教育模式僵化，教育力度不足。中国工程院发布的咨询项目"医学院校教育规模布局及人才培养发展战略研究"表明，新时期医学教育面临着新的挑战，医学教育指导模式正在逐步形成，以健康、科学、发展为基本要求。面对新医疗建设任务的服务需求，医学教育活动必须科学化、综合化、时代化发展，以全面满足当代新医科的建设要求。然而，受传统教学观念和学生综合素质等因素影响，医学教育制度的整体建设和改革面临许多问题。传统的医学教育指导机制难以在教学活动中发挥作用。在培养学生方面，现有的教学指导模式难以与社会用人需求和医疗服务建设需求相对接，导致难以培养出优秀的学生。部分院校开展的医学教育活动以单一学科和短周期为特点，忽视了学生学习能力和专业理论技能的培养，仅仅通过灌输医学知识来完成教学任务。在教学指导活动中，医学教育与现实环境之间的矛盾仍然存在。医学教育活动相对独立，导致教学难以充分发挥全面培养人才的作用。

（四）教学改革滞后

教育理念创新与教学改革滞后之间存在矛盾。当前医学院在新医科理念下建设新学科和新专业，需要构建新的课程体系、教学方法体系和教学资源体系，并加快培养适应医学创新发展的新型教师队伍。然而，在部分医学院中，教育教学改革还未跟上医学教育创新发展的步伐。部分医学院的教育体系仍不完善，仍主要依赖传统课程体系进行教学，教学内容滞后，教学方法单一，评价考核体系不健全，教师的创新素养和能力有所欠缺，难以适应学习和教学现代化的变革要求。这些问题是推动新医科建设中不可忽视的问题。

在新医科背景下，高校提出了以人的整体为出发点的医学人才培养模式，强调临床医学、基础医学以及与理、工、文交叉的建设。跨学科和跨平台的师资合作对新医科建设至关重要。然而，当前成果产出和人才评价体系更多采用个人所在学科领域的量化业绩，忽视了团队合作和跨学科交叉融合。这种传统的线性封闭思维模式削弱了学科间协同合作的能力，不利于建立全方位、立体的知识框架。

（五）其他问题

医学教育组织与协同培养存在一些问题。新医科建设对于人才的协同培养提出了更高层次的要求，不仅需要医教层面的协同，还需要多方人才培养主体的紧密配合。然而，近年来部分医学院在临床教学组织上遇到了一些困难。主要原因是高校附属医院的教育属性和社会服务属性之间的界限尚未明确，关系还没有厘清。附属医院对于人才培养的主体意识和临床教学的主导地位不够明确。部分医学院在附属医院教育教学工作的统筹、协调和管理方面也存在一些困难，临床医学类专业的管理体制和运作机制还不够顺畅。因此，在建设新医科时，必须加强协同导向，提高多方教育主体的协同育人意识和水平，重塑新医科的教育组织体系，以实现协同培养的目标。

学生能力评估体系不完善。医学是一门复杂的学科，我国新医科学生能力评估体系尚不完善。目前部分医学院医学人才的评估主要是基于成绩的静态评估，这一评估已不再适应智能化时代的发展要求，也不能满足新医科人才所需的复合性、应用性和灵活性要求。因此，新医科人才培养迫切需要完善和优化相应的学生能力评估体系。这不仅需要科学分解新医科专业学生能力指标，还需要运用分层、多元和动态的评价方式。

医学人才培养具有的突出特点之一是培养周期较长。与传统医科相比，新医科要求将人工智能融入医学领域，学生需要增加数学、物理等学科的学习，并学习大数据、机器人、计算机等相关课程。他们需要不断更新自己的知识储备。因此，培养一名新医科专业人才所需的时间比传统医科更长。

二、城市型大学新医科人才培养的路径

针对城市型大学新医科人才培养中存在的诸多问题，学校管理层要充分争取和调动政府和社会资源，建立高效的运行机制，实现"以校兴城，以城促校，校城相融"，打造一批优质的师资队伍，建立一流的课程体系，开发现代化的实践基地，鼓励学生探索创新，为所在城市和国家培养理论扎实、技术过硬的新医科人才。

（一）构建合作培养体系，打造优质师资队伍

教师队伍的建设是培养高质量新医科人才的保障。可以通过多种方式进行师资队伍的建设，包括多学科交叉选拔引进、不同学校和校企间的联合集中培训，以及国外学习和实践等。例如，南方科技大学和英国伦敦国王学院共同筹建联合医院，并将学校教师派往英国伦敦国王学院进行培训，以加强其国际化培养水平。

为了提升师资队伍的素质，可以通过校企合作的方式将高校教师送往高端医疗机构和企业进行培训。这样的合作可以让教师深入实践，了解最新的医疗技术

和行业趋势，从而更好地指导学生。同时，有条件的高校还可以将教师送往国外进行培训，学习国际先进的医学理论和技术，提高其国际化视野和教学水平。在评优的过程中，应注重对负责专业基础课和专业核心课的教师进行认可和奖励。通过表彰优秀教师，激励更多的教师投身于新医科教育事业，并扩大影响力。这将有助于优秀教师的教学经验和教育理念得到更广泛的传播，进一步提高整个医科师资队伍的素质。

综上所述，要打造一支优质的新医科师资队伍，需要采取多种方式结合的策略。通过多学科交叉选拔引进人才、联合培训和合作，以及国内外学习和实践，不断提高教师的专业水平和教学能力，从而有效培养出高质量的新医科人才。

（二）开发优质课程体系，拓宽优质教学内容

课程资源和教材的开发在教学中非常重要，只有与教学相互贯通，才能实现更好的教育效果。因此，在设计新医科人才培养方案时，需要使用高质量的教学模式来配合高质量的课程资源和教材内容。在"教、学、创"一体化的教学中，可以开发出高质量的课程资源和教材。

具体做法包括鼓励学生申请医学科研项目，并将科研成果纳入课程资源和教材中。教师可以根据自己的专业特长引导学生提出研究项目，并为学生提供技术指导。学校也可以给予学生一定的奖励，并支持科研成果的转化，推广到全国各医学院、医院或科研机构，以实现"教、学、创"一体化的教学。在科研项目的开展过程中，师生可以共同开发课程资源和教材，将阶段性的科研成果纳入其中，以确保课程资源和教材内容的独特性和实践性。

同时可以将临床医学的实际案例纳入教学过程和课程资源与教材中，以增强学生的实践操作能力。也可以选取医疗智能化工作，将其融入教学过程和课程资源的开发。未来的医疗工作将更加智能化，如智能分诊、智能用药和智能管理等，将这些具体过程融入新医科课堂的教学，并将其作为高质量的课程资源和教材的有效载体。此外，还可以组织"人工智能＋医学"交叉内容的竞赛，以提升学生的实践能力，调动学生的探索精神，并促进师生之间的交流与讨论。另外，实现医患双方体验，通过在线上和线下的教学实践，开发数字化课程资源。这可以让学生在学习过程中亲身体验医生和患者的角色，真正理解"医患沟通"和"医患和谐"的重要性。在这个过程中，可以充分利用自媒体的优势，利用微课、翻转课堂等方式开发数字化课程资源，以满足学生在线下和线上学习方面的不同需求。

通过以上做法，可以在"教、学、创"一体化教学中开发高质量的课程资源和教材。这将为医科教育提供更加丰富和具有实践性的教学内容，帮助学生掌握相关的知识和技能，并紧跟医学领域智能化和未来医疗的发展趋势。

（三）探索创新实验模式，充实人才培养硬件设备

为了培养高级新医科专业人才，医学院实验室的建设是必要的。国家应该增加对医学院"人工智能＋医学"实验室的资金投入。医学院也应该基于自身的优势，探索与其他学校和企业共建、共享实验室。

首先，可以整合资源，建设跨学科实验室，以适应从传统的"生物医学模式"向"智能医学模式"的转变。医学院可以对传统的生物医学实验室进行资源整合，建设跨学科的智能化实验室，将其扩展为广义的智能医学模式实验室。

其次，可以通过校企合作的方式，吸引人工智能、生物、医疗等高科技企业与医学院合作建立实验室。这样可以引入企业的医疗设备和材料，并让企业工程师参与学生的实验实训计划，促进"产学研"合作。举例来说，某医学院与一家医疗技术公司开展了校企合作，成立了联合实验室。这为其他医学院与高科技企业之间的合作提供了借鉴。各医学院应努力与高科技企业共同建设"人工智能＋医学"新医科智能化实验室，提供培养新医科人才所需的硬件支撑。

最后，医学院可以考虑与其他学校共建、共享实验室，以节省资金并实现合作共赢。这种联合可以充分利用各校的优势，增建新的医科实验室，避免不必要的重复建设。同地域学校之间共享实验室可实现联合培养和合作共赢。各校可以借鉴这种模式，共同建设实验室并分享各自拥有的实验设施，进一步加强合作，达到开发高质量课程资源和教材、培养高质量新医科人才的目标。

（四）拓展实践教学体系，提升学生动手能力

在新医科背景下，现代医学界教育的改革与人才培养模式的创新离不开社会力量的支持。为了进一步优化医学教育，教育机构需要提供更加全面的学习环境，通过打造"实践＋理论＋自主发展"的教学模式，加大课程主体的开发力度。医学院应该与医学教育、社会资源之间建立新的互动关系，消除学生与学校、学校与社会之间的隔阂，推动医学教育改革，并创新教育教学指导模式，促进学生的全方位发展。

为了满足新医科的要求，医学院和教师应该为学生提供全新的学习环境，并根据医学教育的综合性和科学性特点进行教学设计。这包括围绕基础医学、临床医学、公共卫生等模块设计教学指导方案，加强对师资队伍的教学管理，完善人才培养制度，建立跨专业、多环境的医学界教育模式。同时，与医院、医学中心等医疗服务单位联系，更新教材内容和教学方法，推动医学教育的现代化发展，不断创新医疗教育模式。此外，医学院还应该创新医学人才教育模式，围绕医学教育、招生就业、高级人才培养不断创新。以专业基础知识为发力点，借助一流的师资力量和教学资源，定期对学生开展教学指导工作。同时，结合现代技术和

网络媒体，开启医学教育服务的全新模式。通过医学科研活动和重点实验项目，提升医学教育质量，推动基础医学教育与现代人才培养活动的融合，不断创新人才培养方案。

对于临床、护理等专业，应该充分发挥其教育功能，不断完善教学机制，挖掘教学活动的育人潜能，培养高素质、高技能人才，全面创新人才教育模式。这些专业具有很大的发展潜力和竞争优势。

（五）完善教育指导体系，充实教学内容

在新医科背景下的医学教育应该注重人的整体性、发展性和独立性特点。为了加强新医科与教育工作的融合，需要采取双向联动、共同交流的有效方法。面对社会服务、学生发展和人才素质全面提升的新教育要求，医学院和教师要打破传统教学的局限，完善教育教学指导体系，补充教学内容，实现多元联动，加快新医科与医学教育的融合。医学院应该配合新医科的定位不断创新医学教育模式，以全面育人和科学育人为基本教育指导思想，推动新时代大学生的多元发展。

一方面，建立以医学教育为核心的理论指导体系，重点关注临床、护理等医学专业，注重培养专业技能。教师和学校应共同建立激励制度，通过教学评价、学生素质评价、职业生涯规划等育人载体，加强对学生的思想引导，推动新医科与医学教育的融合。另一方面，将新医科所提出的教育要求融入医学教育中，引入人文教育、思想教育、技能教育等模块，从内到外提升学生的素质，确保当代医学生的全面发展。借助新医科提出的为健康中国建设服务的指导思想，制定长期和全面的教学发展目标，及时提出新的教学任务和教育要求，积极促进学生的职业素养的提升。

伴随社会的快速发展和医学科技的进步，新医科不断提出对医学教育的新需求。医学院和教师应积极应对，推动医学教育模式的创新，以全面培养人和科学育人为根本，引领学生在新时代发展，并在教学实践中不断探索和更新，以更好地服务于"健康中国"建设目标。

（六）建立多元育人模式，消除育人盲区

新医科的出现对现代教育指导工作提出了新的要求。教师要建立科学育人、全面育人的教育框架，将学科教育、人文教育、思想教育等融入专业教育中，帮助学生了解医学文化和相关理论，同时接受新时期下的教育指导，推动专业教育创新发展。在这样的宏观背景下，医学院需要打破固有的教学框架，加速多元理论与教学活动的融合，创新现代化教育方法，以高效开展教育教学工作。

为实现目标，医学院可建立多元育人的教育模式。通过融合人文思想、传统

医学文化、现代医学理论和思想政治教育，创新学科教育模式，加强对学生的综合引导。首先，建立与学科教学活动相融合的教学机制，加强基础知识与临床教学的互动，以临床知识、药学知识和预防知识为核心，促进专业医学知识与教学活动的融合，确保教学互动的完整性。其次，加强医学教育与人文教育的联动，将医学故事、医学文化和医学精神引入课堂。既要培养学生"妙手回春"的实际能力，又要在思想教育中为他们的未来就业和从业提供支持，全面培养学生的文化意识。要践行仁爱思想，激发医德，培养学生的服务意识和奉献精神。最后，加快医学与理科、工科的融合，以完善学科教育为核心，探索医工、医理的融合方法。针对学生的学习需求，结合各类医学教育资源，推进全新教学体系的建设。消除医学理论与教学活动之间的隔阂，打造科学、互动、多元的医学教育指导模式，提升医学人才培养质量。通过这些改革措施，医学院将更好地适应新时代教育需求，为培养优秀的医学人才做出积极贡献。

（七）深化协同创新机制，实现学科合作和资源整合

新医科人才培养必须遵循医学教育发展规律，并注重人才培养的协同创新。城市型大学在发展新医科时，应将医教协同作为基础性工程，加强附属医院人才培养的地位和功能，使其在医学人才培养中承担重要责任。这需要将更多资源投入临床教学，提升质量。同时，建立同质等效的临床教育教学质量体系，强化基础知识与临床实践的结合。为了培养新医科人才，应及早引入最新的临床研究成果并完善专业教学课程体系，使其更加系统化。

除了卫生与教育领域的协同创新外，新医科建设还应注重多领域的协同创新。随着新一代信息技术的蓬勃发展，社会对群体医学、精准医学、智慧医学的需求日益增长，需要具备医疗、科技和工程知识的复合型人才。因此，新医科建设应具备开放性和协同性。应加强与工科、农科、文科等领域的合作。

新医科建设必须注重不同领域的协同创新，通过跨学科合作和资源整合，培养适应未来发展需求的医学人才。这种协同创新的人才培养模式将为医学教育带来更多创新力量，推动医学教育与社会发展相互促进，为人类健康事业做出积极贡献。

（八）建设多层次评价体系，全方位检验新医科人才

评价体系的建设对于教学成果的检验至关重要，特别是对于"人工智能+医学"新专业及专业新结构而言，评价体系的重要性更加突出。针对新医科人才的复合性、应用性和灵活性特征，评价体系应科学地分解新医科人才的关键影响因子，并将其具体应用到学生考核中。为了实现这一目标，可以采取分层化、多元化和动态化的评价方法。

首先，分层化评价是根据学生在科研、竞赛、实训和工作等不同层面的表现进行考核。这样能够全面评估学生在临床实训和校企合作实训等方面的能力，并将其纳入实践能力评价标准。通过将评价层次细分，根据学生在不同层面的表现给予相应的评价，可以更准确地了解学生的实际能力和潜力。其次，多元化评价针对不同专业的新医科学生采用不同的评价方式，避免采用一种通用的评价标准。因为不同专业的学生在学科知识、实践技能和创新能力等方面存在差异，因此需要根据不同特点和目标制订相应的评价方案。最后，动态化评价相对于传统的静态评价，采用更人性化、科学化的动态方式。传统评价方式主要关注教学评分和科研成果评价，而动态化评价更加注重学生的整体发展过程，包括自主学习能力、团队合作能力、创新思维和实践应用能力等。通过全面及时地评估学生的成长和进步过程，可以更好地反映学生的实际能力和潜力。

综上所述，对于"人工智能+医学"新专业及专业新结构，建立科学、多元、分层和动态的评价体系至关重要。这样的评价体系能够更准确地评估学生的实际能力，为新医科人才的培养提供有效的依据，也能够推动教学质量的不断提高，与社会需求保持同步发展。

（九）优化课程体系，实现人工智能与医学深度融合

为了缩短培养周期并培养高质量的新医科人才，医学院应采取一系列措施。首先，医学院可以尝试新的学制模式，并重塑新医科的专业，调整专业结构，以此优化课程体系。通过这种改革，可以更好地促进新医科人才的培养。在这个过程中，需要同时进行专业升级建设和优化课程体系建设，以确保改革的有效实施。

在传统医学专业中增加人工智能模块的比例，以实现人工智能与医学的深度融合。在基础课程中加入人工智能基础原理的知识模块。在核心课程中体现人工智能与医学的深度交融和实践性，这对于培养具备"人工智能+医学"背景的新医科人才至关重要。因此，这些课程既要体现人工智能与医学的交融，又要体现二者交融后的实践性，以打造高端且动态的智能医学课程。为实现该目标，可以增加数据处理、智能分析等课程的比重，并将未来医疗中的智能案例或工作过程融入专业核心课程中。通过微课、翻转课堂、线上教育等形式，丰富"人工智能+医学"的选修课程。一旦在专业基础课程中增加了人工智能基础模块，医学基础课程数量可能会有所减少，因此可以通过设置选修课程来满足学生的需求。利用现有的技术，如自媒体等，可以采用微课、翻转课堂、线上教育等方式来设置选修课程，从而提升学生的学习自主性，并完成教学任务。

为了培养具备"人工智能+医学"背景的新医科人才，还需设置相关人文学科课程，如哲学、法律、心理学等。这样的课程能够帮助学生更好地理解医学伦

理、法律法规、患者心理等方面的知识，为他们成为全面发展的医学人才提供支持。优化新课程体系对于培养具备"人工智能＋医学"背景的新医科人才非常重要。通过在传统医学专业中增加人工智能模块、强化专业核心课程的交融与实践性、丰富选修课程的形式，以及设置相关的人文学科课程，为培养复合型、全面发展的医学人才奠定坚实的基础。

以"人工智能＋医学"为例，为了满足新医科人才的培养需求，医学院可以在传统医学专业课程中增加人工智能模块。通过设置相关的知识模块，实现人工智能与医学的深度融合。同时，专业核心课程也应该体现人工智能与医学的深度交融和实践性。这些核心课程对于培养具有创造性和实践性的新医科人才至关重要。可以考虑增加数据处理、智能分析等课程的比重，并将未来医疗中的智能案例或工作过程纳入专业核心课程中。通过微课、翻转课堂、线上教育等形式，丰富"人工智能＋医学"的选修课程。在基础课程中增加人工智能模块可能会导致医学基础课程减少，设置选修课程可以满足学生的需求。高校医学教育应该鼓励学生发明创造，并将知识产权作为专业质量考量的一个因素。通过鼓励创新和申请知识产权，可以培养具有创造性的新医科人才，使学生不再仅仅被动学习，而是能够主动参与创新活动。因此，将知识产权因素纳入专业质量考量计划是非常必要的。

（十）拓宽教学经费来源，构建多元经费保障机制

部分医学院对财政投入的依赖性很高。新医科建设需要更多经费支持，特别是在新技术和新平台的建设方面。因此，建立持续稳定的新医科投入机制是新医科建设能够取得更大成就的基本保障。

为了在发展新医科方面得到更多支持，医学院应积极争取社会力量的参与，构建以政府投入为主，社会、企业、医疗卫生机构和个人等多元投入为辅的经费保障机制，通过多方筹措办学经费，以确保人才培养能够持续发展。同时，地方政府也应增加对医学教育的经费保障力度。在保持现有标准不变的前提下，适度提高新医科相关专业的生均拨款水平，并加入对新医科专业的专项投入。医学院还应开拓视野，充分发挥新医科与产业体系、高新技术企业等的紧密联系优势，加强校企合作，引入社会资源，建立新型的产教合作模式，共同培养适应社会和行业需求的新医学人才。

医学教育是卫生健康事业发展的重要基石，需要得到更好的支持。医学院应以新医科建设为契机，全面深化医学教育改革，提高人才培养质量，在我国新一轮医学教育改革和发展中，积极寻求发展方向，提高医学教育的创新发展水平，为地方和区域经济社会发展培养更多优质的新医学人才。通过持续的改革和创新，医学教育将为社会的发展和进步做出更大的贡献。

（十一）寻求国家政策支持，加大育人力度

新医科的建设对于健康中国战略的顺利实施至关重要，它直接影响到民众的基本生活质量。作为引导学生成长和为社会医疗服务提供储备人才的关键机构，医学院所建立的教育体系和教学模式将直接影响到其与社会医疗建设之间的密切互动关系。创新人才培养模式并推动学生的专业化发展对于帮助医学院积极改善教育模式、应对现代教育的培养需求具有重要意义。医学院需要努力结合国家政策，打造以新医科为核心的医疗教育服务体系。

医学院应注重理论学习工作，以全国教育大会和全国卫生与健康大会中提出的教育要求和指导精神为基本出发点，不断创新教育教学模式。学校应高度重视新医科与医疗教育服务的紧密互动，在符合国家教育要求和教育标准的前提下，不断完善医学教育的指导理念，以科学思维、现代化教育资源和教学方法促进医学教育的创新发展。在教学过程中，努力构建符合现代教育要求的医学理论教育框架，使其与现代教育接轨。医学院需要关注国家教育信息，对当前医学教育中的教学管理要求和教学指导意见进行归纳和总结，并在实施教学工作的过程中逐步解读国家政策。以培养能力过硬、素质过硬、思想意识过硬的现代化教育人才为基本出发点，加强对医学院学生的综合引导和教育，不断创新现代教育指导方法，积极积累教育教学管理经验。

医学院还应根据自身的教育定位确定未来的发展方向。除了结合政策要求制订相应的人才培养方案，还应不断尝试细化人才培养流程，并争取政府部门的人才扶持政策和校园扶持政策，打破客观条件的限制，全面加大人才培养力度。这将有助于医学院更好地适应新时代的教育需求，推动医学教育的全面发展，并为未来地方和区域经济社会的增长培养更多优秀的新医科人才。

第四节 城市型大学新医科人才培养的实践
——以成都大学为例

一、成都大学新医科人才培养概况

医学教育是卫生健康事业发展的重要基石，以新医科统领医学教育创新是新时代实施健康中国战略的新任务。《关于加快医学教育创新发展的指导意见》提出，医学教育要以新医科建设为抓手。成都大学顺应新时代，自觉肩负起时代赋予的战略使命，对学校新医科建设与发展做出部署和安排。

成都大学创建于 1978 年，是改革开放后首批地方城市主办的全日制普通本科院校。学校实行省市共建、以市为主的办学体制。学校 27 个专业入选教育部一流本科专业建设"双万计划"，获批专业总数位居省属地方高校前列。

作为一所综合性大学，成都大学的医学教育起步较早。1952 年创办的四川省成都卫生学校在 2006 年并入成都大学后开始本（专）科的高等医学教育。2010 年，在成都市委市政府的支持下，有 120 余年建院历史的三级甲等医院成都铁路中心医院成为成都大学附属医院。2012 年，临床医学本科专业获批，学校全面进入本科高等医学教育阶段。2014 年成立临床医学院。现拥有临床医学、护理学、口腔医学技术和医学检验技术 4 个本科专业，护理专硕和基础医学学硕 2 个硕士点。在医疗管理服务和医学教育中，学校始终与国家、地区发展要求同向同行，聚焦落实"立德树人"根本任务，聚焦新时代健康中国战略对新医科建设提出的新要求，全面推进医学教育改革。

近年来，学校发挥综合院校优势，促进学科协同创新发展，促进医文、医理、医工等学科的交叉融合，高起点、高水平推动"医学＋X"复合型人才培养，走好面向未来的医学教育改革之路，培养德智体美劳全面发展的医学人才。

首先，学校高度重视人文教育和专业教育有机融合，临床医学院和马克思主义学院积极探索临床实践中的思政教育，思考思政教育对医学生的影响，结合抗击新型冠状病毒感染疫情的临床实践，创建思想政治理论课虚拟仿真实验室，创新医学生综合素质培养路径，增强医学生的社会责任感和职业道德观，提高医学生的伦理素养和人文关怀能力，同时也为临床医学研究提供科学的认识方法。2022 年 8 月获批教育部、国家卫生健康委员会联合设立的"抗击疫情专题实践教学基地"（全国首批"大思政课"实践教学基地）。

其次，全面推动信息技术与医学教育融合，与国家重点实验室积极合作，按照国家对数字化教育的要求，打造医学虚拟仿真实验教学研究中心、生物医药前沿技术研究院。与学校机械工程学院联合打造骨科机器人研究中心，在骨科手术机器人和康复机器人的研究方面取得较大成效。2023 年，学校投入 5000 余万打造一个国内领先的医学虚拟仿真实验教学研究平台，包括 8 个虚拟仿真实验室。通过"医＋工"新医科的建设，由教师带领学生共同参与现代医疗设备与技术的研发、创新和应用，为学生提供了实践和创新的平台，促进学科之间的交流与合作，培养具有医学和工程背景的新医科综合型人才。

另外，成都大运会期间成都大学与北京大学、东华大学、成都体育学院获得国际大体联"FISU 健康校园认证"。学校高度重视体医融合，临床医学院与体育学院共同建设成都大学运动医学与康健中心，培养医学生的大健康观，为健康中国战略提供人才保障。

二、新医科人才培养的创新创业教育改革探索与实践

深化高等学校创新创业教育改革，是国家实施创新驱动发展战略、促进经济提质增效的迫切需要，是推进高等教育综合改革、促进高校毕业生更高质量创业就业的重要举措。全面贯彻党和国家的教育方针，落实"立德树人"根本任务，坚持创新引领创业、创业带动就业，以推进素质教育为主题，以提高人才培养质量为核心，以创新人才培养机制为重点，以完善条件和政策保障为支撑，促进高等教育与科技、经济、社会紧密结合，加快培养规模宏大、富有创新精神、勇于投身实践的医学类创新创业人才，不断为"健康中国"建设提供人才和智力支持，是我们面对的紧迫任务和应承担的责任。

结合城市型大学医学生创新创业能力培养现状，针对在双创教育中发现的现实困境（如双创教育运行不畅，缺乏有效协调机制；双创课程供给不足，与项目"孵化"不匹配；双创师资不足，专业度不够；双创空间建设不足，医学育人场景缺乏联动等），成都大学做了相应的改革和探索。

（一）完善顶层设计，建立突破常规的管理运行体系

针对双创教育与人才培养结合不紧密、运行不畅的问题，在双创教育与人才培养一体化教育理念的指导下，学校成立由校长任组长的双创教育工作领导小组，领导双创教育改革，决策重大事项，协调双创学院、教务处、学生处、团委、院（系）等各部门在双创教育中的关系和作用。学校构建专门的组织运行机构，设立兼具管理与教学双重功能和职责的实体机构双创学院，牵头负责双创教育具体事项的落实工作，负责双创专项经费的执行，消除资源性障碍、机制性障碍，统筹校内外各级各类支持系统相互联动，构建学校优质的服务和管理体系。学校建立双创教育融入人才培养体系的系统制度，包括《成都大学关于深化创新创业教育改革的实施意见》《成都大学创新创业类学分管理办法》《成都大学国家众创空间管理办法》《成都大学学科竞赛奖励办法》等文件，实现双创教育与学校人才培养一体化运行"三体现"，即在各学院各部门目标考核、经费分配、资源分配中体现，在教师职称晋升、绩效考核、人才选拔中体现，在学生综合素质测评、评奖评优、学分置换中体现。在双创学院的统筹协调下，最终形成机构、制度、管理、平台、资源和人才培养一体化的管理运行体系。

（二）研发双创课程群，构建"一干多层"课程"孵化链"贯通教育过程

课程教学是学校教育的中心环节，学校对新医科发展做出部署和安排，发挥

综合院校优势，研发医学类双创课程群，促进学科协同创新发展，推动多学科的交叉融合，高起点、高水平推动"医学+X"复合型人才培养。学校以激发学生自主学习能力为核心、以问题解决为导向，按照创意产生到真实创业的项目"孵化"逻辑，根据双创项目培育各阶段的重点和难点，进行课程教学和双创课程群设计。"一干多层"课程"孵化链"中的"一干"，即以双创必修课为主干对应医学专业创设一系列的双创课程群，包括双创理论、创意训练营、竞赛实训、创业模拟，丰富课程供给。多层"孵化链"即多层级的课程"孵化链"，包括从双创认知、创意产生、创意判断、创意实验到模拟创业、真实创业的多层级对应双创不同阶段的环环相扣的"孵化链"，以匹配"一干"课程群，形成双创课程与"孵化"项目相匹配的课程新模式，如图3-1所示。

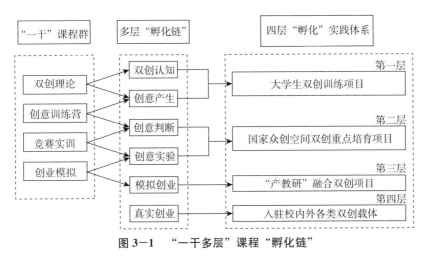

图3-1　"一干多层"课程"孵化链"

（三）强化"产教研学"协同，构建医学专创融合双创实践平台

以学校为医学专创融合培养的主体，携手医疗机构，借助政府各项政策资源，联合社会优秀企业，建立医学专创融合的实践平台。医学生双创教育平台比较缺乏，而医学生的专创融合的本质是通过大学阶段的培养，为未来解决临床问题打下坚实的基础。学校通过搭建"专业+开放"高水平教学实验平台、"校内+校外"多层次多类别实习实训平台、"教育+孵化"全方位创业孵化平台、"支持+服务"数字化资源平台、医学虚拟仿真实验教学平台、中医药文化平台、急救教育等省市科普基地及实践育人平台等，全面培养学生的实践创新能力和创新创业能力，有效助推创新创业工作，为医学生构建了线上线下的双创实践平台。通过倡导学生早临床，利用临床医学导论课程、社会实践、志愿者服务（门诊导医）、社区实践、床旁教学等，携手医疗机构，发现临床问题。组建学生双创团队，以项目为导向，以竞赛为支点，利用地方综合性院校学科优势，打破以

学院为主的模式，在全校范围内根据需要实现跨学科组队，实现"以赛促培、以赛促练、以赛促孵"。通过在大健康产业的相关领域寻找合适的企业和医院建立学生创新创业实训、实践基地，定期或者不定期地前往实训、实践基地开展大健康产业的调研和实践，掌握产业的前沿动态。

（四）全方位协同，加强专创融合师资队伍建设

医学生对于创新创业教育多处于观望和浅触的状态，尽管有学分的要求，但是要真正推动学生由"观望"发展为"试水"，需要强有力的创新创业师资队伍。前期通过学生创新创业团队的项目辅导，建立了来自学校的科研导师、来自医疗机构的临床导师和来自企业的创业导师组成的三支队伍。在学生创业项目中，三支队伍通过相互交流、学习、磨合，共同指导、共同进步。在后期通过提高教师对专创融合的认识、定期交流和专业培训，培养专业教育和创新创业教育双师型教师。一方面培养创新创业教师研究学生所学专业的产业创新需求，在教学中主动结合专业内容，实现双向发力。另一方面针对专业教师，培养其创新创业能力，挖掘各类专业课程的创新创业教育资源，在课程教学中植入创新创业教育元素，在课堂改革中融入创新创业范例，将单纯的专业教师转化为具备教学科研能力、临床能力和创新创业能力的多元教师，即在学生系统的培养过程中，并非只有创新创业相关课程的教师，而是每门课程的教师都是创新创业教师。为了激发教师参与学生双创能力的培养，建立了学校、附属医院、医学院双创指导保障制度。将学生双创能力培养纳入医院和学校教职工职称评定方案和学院教师年终考核体系，并制订学科竞赛奖励方案。建立培养医学生创新创业能力的教学人员的胜任能力模型，使专创融合指导教师队伍职业化、专业化、专家化。

三、成都大学新医科人才培养的成效

（一）聚焦新医科学科建设，创新综合性大学医学教育管理体制

2020年，为进一步完善大学、附属医院和二级学院医学教育管理运行机制，学校强化对医学教育的统筹管理，设置了医学中心，作为临床医学院、基础医学院、附属医院等相关教学单位和医疗机构以及教学和学术组织的统筹管理机构，系统推进医学教育统筹管理。学校副校长兼任医学中心主任，临床医学院、附属医院院长和基础医学院院长分别兼任医学中心常务副主任和副主任。医学中心设医学中心办公室，其主任由学校教务处副处长兼任。其下设综合办、教科办、学工办，统筹管理医学类各专业的学科建设、专业建设、教学计划、教学基本运行等，协调管理各学院的临床教学与实践教学工作、学生工作，组织教师的培训与

培养，开展医学类学生招生、毕业、就业等工作。医学中心实行每月例会制度，充分讨论医学人才培养方案、教学运行、课程建设、教学改革、教师培养、考试改革等方面的问题，积极组织申报教学成果奖。学校对医学中心实行年度考核制度，加快医科建设，做强学校医学学科。

医学中心成立教学指导分委员会、学术分委员会、教学督导组及教师发展中心，全面统筹医学教育、科学研究和教师队伍建设与发展，推进教学质量不断提升。教学指导分委员会负责审议学校医学教育的人才培养目标，对教学管理、教学研究与质量控制等方面开展指导工作；学术分委员会全面指导和组织医学教学研究及各级科研申报，规范学术行为，加强学术成果产出，推进成果转化；教学督导组对教学过程的各个环节及教学管理工作行使监督、检查、指导和咨询等职能，督促教学质量不断提升；教师发展中心采取"请进来、走出去"的培训方式，加快教师教学科研能力培养，促进医学教师能力的全面提升。

医学中心教学单位包括基础医学院、护理学院、临床医学院。基础医学院主要负责基础医学和预防医学类学科建设与教学科研工作；护理学院主要负责护理学科建设与教学科研工作；临床医学院与附属医院实行"院院合一，一套人马，两块牌子"组织构架，主要负责临床医学的理论教学和实践教学，以及部分预防医学等的教学科研工作。其拥有教学实践基地30余家，其中直属附属医院1家，非直属附属医院3家；拥有国家药物临床试验中心、国家标准化代谢性疾病管理中心、成都市创伤骨科研究所和川藏特色药用植物资源开发利用工程研究中心；拥有四川省重点学（专）科7个，省级重点实验室1个，成都市级重点学（专）科23个。

医学中心拥有教学科研用房近2.7万平方米，各类教学仪器设备总值上亿元，通过实地调研、制度建设、人员配置，以及获取专项经费支持等举措，推进实体化运行。以综合性大学为依托，多学科深度融合，已培养和建设了骨科机器人研究中心、四川省老年健康普及基地、成都市人体科学与医学科普基地、成都市中医药普及基地、成都市急救科普基地、运动医学与康健中心等交叉学科研究中心和科技部国际科技合作基地（生物医药类）等高层次学科平台，全力推动一流医学教育教学条件改善。

（二）着力高层次队伍建设，激发医学人才汇聚力

人才是发展的原动力。《中共成都市委、成都市人民政府关于推进成都大学建设特色鲜明、国内一流应用型城市大学的意见》（成委发〔2021〕11号）提出，围绕国家和省、市重大战略及科学前沿，安排成都大学人才引进专项经费，量身定制适合学校特点的高层次人才选拔引进机制，支持学校加强高层次人才和海外人才的引进和培育，面向全球公开招聘二级学院院长或名誉院长。同时，为

造就一批跻身国内科学研究前沿、在国内学术界具有一定影响力、具有产生前沿或重大科学研究成果潜能的拔尖青年教师后备队伍，学校制定了《成都大学青年教师博士化工程实施办法（修订）》《成都大学优秀青年教师海外名校或名师访学计划实施办法（修订）》《成都大学公派出国（境）留学管理办法（修订）》等文件。此外，学校还拟定人才队伍建设五年行动计划。该计划包括师资队伍结构优化计划、国家级人才引育计划、学科专业带头人建设计划、人才培训发展计划、管理人才保障计划等9个子计划，以及27项主要举措。医学中心根据学校人才政策搭建"医教研""三位一体"协同发展的人才培育新体系，制订人才"青苗计划""培优计划""攀登计划"，全职引进和柔性引进相结合，加大人才引进力度；鼓励学院教职工到国内一流大学、重点科研院所、区（市）县及市级相关部门跟岗锻炼、挂职。

根据学校制定的《成都大学人才队伍建设五年行动计划》《成都大学领军人才引育专项实施方案》《关于学校高层次人才队伍建设支持措施的通知》，结合学校未来医学发展方向，增强人才引育的科学性、针对性和实效性，加强对高层次医学领军人才、学科带头人和创新团队的引进力度，搭建"医教研"紧密结合的科研平台。聘请中国工程院原副院长、成大名誉校长樊代明院士指导学校医学建设。近三年，医学中心引进全职博士30人、外籍专家1人，柔性引进成都大学特聘教授1人。培养四川省学术技术带头人2名、四川省学术技术带头人后备人选8名、四川省卫生健康委员会学术技术带头人5名、四川省卫生健康委员会学术技术带头人后备人选1名、成都市卫生健康委员会学术技术带头人1名、成都市卫生健康委员会学术技术带头人后备人选3名，培育校级"青椒计划"教师4人，培养在职和全职博士20名，培育院级创新团队11个。

通过多年的人才引进与培育，医学中心现有高级职称教师230人，其中80余人获得博士学位，近30人有海外留学经历。拥有国务院政府特殊津贴获得者、教育部"新世纪优秀人才"、四川省学术技术带头人、四川省特聘专家及四川省普通本科高等学校教学指导委员会委员等数十人。

人才的汇集加速了教育教学及科研成果的提质增量。2020年临床医学专业通过教育部认证；2021年护理专业学位硕士点和基础医学学术学位硕士点获批建立。近三年来，获得教育部产学合作协同育人项目立项19项、省级教改项目10余项。近10人在国家级、省级教学竞赛中获奖。近五年来，医学类纵向项目立项220项，其中国家自然科学基金10余项；学术论文1400余篇；出版专著（含教材）60余部；省部级科技进步奖10余项。泰晤士高等教育（THE）2022世界大学学科排名中，成都大学临床医学与健康学科跻身中国内地高校第23位。在2022年高等教育评价机构——"软科"中国大学专业排名中，我校临床医学专业位列全国第 96 名，四川省内第 6 名①。

（三）强化"医教研"三维协同，构建特色鲜明的医学生培养模式

学校始终把人才培养质量作为医学教育发展的生命线，致力培养更多具有扎实医学基本理论、知识和技能，兼备预防医学知识与技能，具备临床工作和人文关怀能力、协同创新与终身学习意识，以及较强临床思维和良好职业道德的应用型医学专业人才。针对综合性大学的特点和医学教育的需求，在医学生培养过程中，医疗、教育和科研三个方面紧密合作、相互促进，持续提高医学生的综合素质和专业能力，培养更具竞争力的医学人才。

1. 创新人才培养模式，实施拔尖创新医学人才培养。

2015 年 7 月，学校成立以国立成都大学的创办人之一张澜先生命名的成都大学张澜学院，作为学校优秀人才培养基地、教学改革实践基地和教学管理试验基地，探索拔尖创新人才培养模式改革与实践，近 40 位临床医学专业学生在张澜学院进行宽口径的培养。2021 年学校设立张澜学院裘法祖班（临床医学专业），这是学校推进"卓越医生教育培养计划 2.0"的有力抓手，是成都大学与华中科技大学开展深度战略合作的项目之一，是学校医学教育发展的试金石。裘法祖班充分吸收学校张澜学院的改革成果，协同创新临床医学专业卓越医生培养模式，根据学校的区位优势、学科优势和政策优势，对具有突出创新创业能力和潜质的优秀学生实施多样化、个性化、开放式的特色人才培养，培养具有国际视野、较强的科学研究和创新能力、良好职业道德、良好人文素养、扎实的临床实践能力，适应我国社会主义现代化建设和卫生事业发展需要，热爱医疗卫生事业的拔尖创新型卓越医生。裘法祖班成立后，在人才培养方面成绩凸显，学生成果丰硕，发表论文 10 余篇，获专利与著作权等 10 余项，获得省级学科竞赛奖 20 余项等，学生人均证书获得率 100%，学生国家交流周活动参与率 100%，学生人均学术活动参与率 100%。

2. 多维度实施临床思维与实践能力的培养。

成都大学医学类专业的课程设置高度重视理论与实践的结合，强调"早临床、多临床、反复临床"，培养医学生的临床思维能力。始终坚持以学生为中心，以岗位胜任力为导向，进行基础医学与临床医学学科之间的纵、横向课程整合。在教学方法上，通过采用翻转课堂、基于问题教学法、基于案例教学法、虚拟教学、床旁教学等多种教学方法，探索引导学生自主学习的教学模式。围绕"早临床"的理念，根据真实发生的医疗纠纷案例，组织医学生进行真实或模拟的临床案例分析，让学生在实际场景中运用所学知识，诊断和制订治疗方案，并进行讨

---

① https://www.shanghairanking.cn/rankings/bcur/202211.

论和反思。通过模拟案例和技能训练，让学生练习临床操作技能，如模拟手术、急救技能训练等。结合虚拟现实技术，提供沉浸式的模拟环境，增加实践的真实感，培养学生自主学习、分析和解决问题的能力，并给予学生医学伦理、医事法律常识、危机教育等的启蒙教育。大部分学生认为，学校倡导的以学生为主体的教学方法相比于传统教学，能更好地丰富学习途径，培养自主学习和独立思考能力，对他们的学习帮助颇多。

构建社会实践基地群，教学建模提升专业实践能力。围绕校城融合、校企合作，搭建以"健康列车"为重要载体、涵盖"四川省老年健康科普基地""人文医院"和"医联体实践基地"的实践基地群。建立"三阶沉浸式实践"教学模块，即以新生养成教育、思政教育、健康教育为主的"初阶"模块，以各种技能实践板块为主线，拓展医学生专业素养的"中阶"模块，最终过渡到临床综合实战"高阶"模块。实现：①实践教学分层递进，辅助主干专业教学内容，将"健康列车"实践融入教学全过程。②教学手段多样，"互动式""沉浸式"教学。③教学资源丰富，"高效式"教学，提升医学生专业实践能力。④实践反哺教学，教师通过学生临床实践情况反馈，改进教学方法和手段，通过"课内课外互补，线上线下融合，校内校外协同"三大途径，实现教师对学生进行全方位的实践能力培养。促进医学教育"早临床、多临床、反复临床"的落实，并逐渐树立医学生"小病善治、大病善识、重病善转、慢病善管、未病善防"的全科医学理念。

3. 科研思维能力的培养。

医学中心实施学术导师和临床导师的双导师制，强化学生科研意识教育，培养科研素养，将医学研究方法和循证医学思想的教育融入人才培养全过程。医学中心为学生提供良好的科研环境和资源支持，组织学生成立科研小组，让学生在导师的指导下开展独立或合作的科研项目，激发学生对科研的兴趣，培养学生主动提出问题、解决问题的能力。同时，带领学生参加学术研讨会、科技竞赛等活动进行学术交流，展示其研究成果，支持学生将科研成果发表在学术期刊上，提高其科研水平和影响力，并鼓励学生继续深造。导师积极主动地引导学生自主学习，学生通过与导师沟通，积极协调大学、科研与生活的关系，培育良好的自学能力和创新能力。学生公开发表学术论文、取得专利授权的数量和质量逐年提升，近三年，学生公开发表学术论文50余篇，取得专利授权近30余项，其中，2023届一名毕业生大学期间在导师的指导下先后发表了SCI论文10篇，其中一作5篇，因在科研方面表现突出，被评为"中国大学生自强之星""四川省大学生年度人物"。近几年，临床医学专业学生考研录取率逐年上升，2023届研究生录取率达到46.7%，多名学生考取了海内外知名院校。

（四）"四个精神"红润医心，思政教育成效明显

近年来，医学中心以人文医院为依托，构建以人为本的整体健康观培育机制，坚持把医学人文精神融入临床医学教育，重视思政教育，通过"四个精神"（列车精神、名医精神、抗疫精神、扶贫精神）引导和培养学生的医学人文情怀，提升其人文关怀能力，不断增强学生的社会责任感和认同感。

1. 弘扬"列车精神"，助力乡村振兴。

学校与中国铁路成都局集团有限公司联合开行全国首创"健康列车"，为学生搭建暑期社会实践的平台。由医学生组建"阳光天使医疗志愿服务队"，深入践行"团结、奉献、热爱、传递"的列车精神，为铁路沿线职工和家属进行医疗体检和健康宣教，受到广大铁路职工和家属以及当地群众好评。医学中心以"健康列车"为载体，纳入临床医学专业人才培养方案，将课程思政与社会实践有机融合，打造"行走的思政课"实践育人品牌，让"健康列车"成为医学生社会实践和人文教育的有力载体。"健康列车"主题微党课和党支部工作案例"跟着党旗　巡诊千里"参加教育部思政司举办的 2017 年第二届全国高校"两学一做"支部风采展示活动。2021 年起，"健康列车"多次开进深度贫困地区如贵州桐梓县和凉山州喜德县尼波镇，为当地百姓提供医疗健康服务，并免费救治 3 名失能儿童，获央视《新闻联播》等多个栏目宣传报道，为实施健康中国战略和乡村振兴战略贡献力量。2022 年"'巡诊千里铁道　守护百姓健康'健康列车项目"被团中央评为"全国社会实践优秀品牌项目"。2022 年获批教育部首批"大思政课"实践教学基地。"健康列车"实践教育构建的思政教育、专业教育与社会服务相融合的模式，多次得到上级部门及专家的赞扬和肯定，也得到中央电视台、《人民日报》、人民网、新华网等 30 余家权威媒体的持续关注和报道。

2. 弘扬"名医精神"，传承百年文化。

成都大学附属医院建院于 1901 年，120 多年的历史积淀形成了浓厚的人文氛围，涌现出了一批具有高尚医德和人文品质的名医专家。医院名老中医高诚宗的行医名言："病人的痛苦就是我的痛苦。"其高尚的人文精神值得一代一代传承和发扬。医学中心以发布名医榜、开展名医宣讲活动、展播名医访谈视频等为载体，坚定了医学生从医的初心和使命。作为地方综合性院校医学人才培养的主体，医学中心坚持创新引领创业、创业带动就业，加快培养富有创新精神、勇于投身实践的医学类创新创业人才，不断为"健康中国"建设提供人才和智力支持。医学中心建立了由来自学校的科研导师、来自医院的临床导师和来自企业的创业导师组成的三支队伍，通过相互交流、学习、磨合，在学生创业项目中共同指导、共同进步。

3. 弘扬"抗疫精神"，勇担使命责任。

2020 年 1 月，新型冠状病毒感染疫情暴发。成都大学附属医院先后派出两批医疗队，共 48 名医护人员驰援武汉，其中有 14 名援鄂队员为成都大学校友。结合学院倡导的"人文育人"理念，医学中心连线抗疫前线，由援鄂队员共同录制拍摄专题视频"战地课堂《医学人文》"。课程在线上播出，6 位"抗疫战士"介绍了抗击疫情的情况和感悟，面对面与学生交流，鼓励他们掌握丰富的临床实践知识和扎实的医学基础理论，在危难面前勇担使命责任，使学生筑牢专业思想，能更好地为患者服务。2020 年，成都大学校友分别荣获"成都市抗击新冠肺炎疫情优秀共产党员"称号、"四川省五四青年奖章"。2022 年获批第二批全国急救教育试点学校。

4. 弘扬"扶贫精神"，培育医者仁心。

成都大学临床医学院、附属医院秉承"重在精心、贵在尽心、赢在创新"理念，创新乡村振兴工作模式，对口帮扶甘孜州石渠县和阿坝州九寨沟县，成立了成都大学临床医学院、附属医院九寨沟临时党支部和石渠临时党支部。定期举办乡村振兴先进事迹报告会，来自一线的医疗专家和驻村干部代表深情讲述帮扶一线的心路历程和感人事迹，以榜样力量激发学生的岗位精神、专业精神和仁爱精神。在教师的带领下，以学生为主体的"健康扶贫青春行团队"深入九寨沟县，开展义诊及探访活动，获共青团四川省委官方微博"我为青春点赞"专题报道和赞扬。

医学类学生通过在社会实践中了解基层社区、贫困地区人民的生活环境和健康状况，触发内心的潜在动力，形成创新创业的内驱力，自主地发现问题、深入思考问题、解决实际问题，实现构思和创造，形成一系列创新创业成果。《以学科竞赛为导向开展创新创业教育》被评为全国高校"两学一做"支部风采展示活动优秀作品。临床医学院两名同学荣获 2021 年"中国大学生自强之星"，学生党支部获评成都市教育系统先进基层党组织，学生会获评"成都市优秀学生会"，"学院健康教育与促进志愿服务队"获国家级"结核病防治知识传播优秀团队"称号，学生党支部优秀学生党员成为成都大运会火炬手。

2021 年 2 月，全国脱贫攻坚总结表彰大会对全国脱贫攻坚先进个人、先进集体进行表彰，其中成都大学校友袁莉荣获全国脱贫攻坚先进个人称号。

医学中心医学人文教育研究不断深入并形成成果，有四川省科技厅项目"人文医院评价指标体系的建立与研究"，四川省基层卫生事业发展研究中心 3 项项目"构建以人为本的整体健康观培育机制研究""医学生医学人文素质培养的实践途径：志愿者培训""护理整体健康观背景下行业健康文化与教育实践的研究——以全国首创医疗列车为例"，发表论文《重大公共卫生事件下医学人文教育对策思考》《PBL 教学法与医学生人文素质培养的融合式教学模式探索》等。

　　成都大学附属医院是"全国人文爱心医院""中国人文管理创新医院"。医学中心将继续以人文爱心医院为依托，全方位加强思政教育，不断增强医学生的社会责任感和认同感。

第四章　新医科背景下医学人才培养的探讨

第一节　新医科背景下医学生核心职业素养指标体系构建

一、新医科背景下医学生核心职业素养指标构成

一是专业知识和技能。这是医学生的基础素养，包括掌握基础医学知识，理解疾病的诊断和治疗方法，具备基本的临床技能等。二是以患者为中心的医疗观念。在新医科背景下，医学生应该能够理解和尊重患者的需求和期望，提供个性化的医疗服务。三是团队协作和交流能力。医疗工作往往需要多学科的合作，医学生应该具备良好的团队协作和交流能力，能够有效地与同事、患者和家属沟通。四是伦理和专业责任。医学生应该理解医学伦理，尊重患者的隐私和自主权，具备专业责任感。五是持续学习和自我提升。医学是一个快速发展的学科，医学生应该有持续学习和自我提升的能力，能够不断更新自己的知识和技能。六是领导和管理能力。作为未来的医务人员，医学生应该具备一定的领导和管理能力，能够在医疗团队中发挥领导作用，有效地管理医疗资源。七是跨学科融合能力。在新医科背景下，跨学科融合和协作被强调，医学生应该能够理解和利用其他学科的知识和技能，提供综合性的医疗服务。

这些指标不仅涵盖了医学生的知识和技能，还包括行医态度、价值观和人格特质，可以全面反映医学生的职业素养。

二、新医科背景下医学生核心职业素养指标体系构建依据

1. 医学教育理论和实践：现代医学教育理论强调全人教育、终身学习、以患者为中心等原则，这为构建医学生的核心职业素养指标体系提供了重要依据。同时，临床医学实践中的经验和挑战，也是确定医学生核心职业素养的重要依据。

2. 社会需求和期望：作为社会的一分子，医学生的职业素养应该符合社会的需求和期望。这需要关注社会对医生角色的期待，关注患者和公众对医疗服务的需求，关注医疗系统对医生的要求等。

3. 国家和地区的教育政策：不同的国家和地区，由于文化、经济、医疗系统等因素的差异，对医学生的职业素养可能有不同的期待。这需要参考相关的教育政策，结合本地区的实际情况，来确定医学生的核心职业素养。

4. 医学和相关领域的发展趋势：新医科强调跨学科融合和创新，这要求医学生具备广阔的知识视野和创新能力。因此，医学和相关领域的发展趋势，是构建医学生核心职业素养指标体系的重要依据。

5. 医学教育研究的成果：医学教育研究是对医学教育实践的反思和总结，其成果可以为医学生的职业素养指标体系构建提供科学依据。这包括医学教育的课程设计、教学方法、评价方式等方面的研究成果。

综上所述，医学生的核心职业素养指标体系构建需要结合多方面的因素，既要基于医学教育的理论和实践，也要考虑社会的需求和期望，还要结合医学和相关领域的发展趋势，以及医学教育研究的成果。

三、新医科背景下医学生核心职业素养指标体系构建路径

新医科背景下，医学生核心职业素养指标体系构建是一项系统性工作，需要结合多种方法和手段。

（一）确定核心职业素养

基于对社会需求、医学教育理论、专业标准和医疗实践的研究，确定医学生需要具备的核心职业素养。这些素养应该反映出医学的专业性、复杂性和人文性。

1. 专业知识和技能：医学生应具备扎实的基础医学知识和临床医学知识，熟练掌握基本的临床技能，如临床检查技能等。

2. 以患者为中心的医疗观念：医学生应理解和实践以患者为中心的医疗观念，尊重患者的自主权，尽力满足患者的需求。

3. 伦理和专业责任：医学生应具备良好的医学伦理意识，对患者和社会承担起专业责任，包括对患者的健康负责、对社会公众的健康负责，以及对自己的学习和发展负责。

4. 终身学习能力：医学知识和技能的更新非常快，医学生应具备终身学习的能力和习惯，能够持续跟踪医学的最新进展，保持自己的知识和技能更新。

5. 人际交往和沟通能力：医学生应具备良好的人际交往和沟通能力，能够

有效地与患者、家属、同事和其他医疗团队成员沟通。

6. 领导和团队协作能力：在现代医疗团队中，医学生应具备一定的领导和团队协作能力，能够在团队中发挥积极作用。

7. 跨学科融合和创新能力：随着医学和其他领域的交叉融合，医学生应具备跨学科的学习能力，能够理解和应用其他领域的知识和技能，推动医学的创新发展。

（二）设计相应的培养方案

根据确定的核心职业素养，设计相关的课程、教学活动、实践训练等，以促进医学生素养的提升。这些教育方案应该能够满足医学生的学习需要，鼓励他们积极参与，并且能够在实际的医疗环境中得到应用。

（三）实施和监督

在教学过程中，要持续关注和监督医学生的学习进度，对其职业素养的发展进行跟踪。同时，要为医学生提供足够的学习资源和支持，如优秀的师资队伍、良好的学习环境、充足的实践机会等。

（四）评价和反馈

设计有效的评价方法，定期评价医学生的职业素养，以了解其发展状况。同时，根据评价结果，对医学生提供反馈，指导他们进行有效的学习和改进。

（五）调整和优化

根据评价结果和反馈，及时调整和优化教育方案，以更好地适应医学生的学习需要和医疗环境的变化。

以上路径应视具体情况灵活运用，也可根据医学教育实践和研究的新进展进行适时的调整。构建医学生的核心职业素养指标体系是一个持续、动态的过程，需要教师、医学生、医疗机构、社会等各方的共同参与和努力。

第二节 新医科背景下人工智能在医学教育中的应用

一、人工智能在新医科医学教育中的应用现状

在新医科背景下，人工智能已经在医学教育中得到广泛应用，尤其在以下几

个方面：一是个性化教育。人工智能可以根据每个医学生的学习风格和进度，提供个性化的学习资源和教学方法。例如，智能教学平台可以根据医学生的学习数据，为他们推荐合适的学习内容和教学方法。二是智能辅助教学。人工智能可以辅助教学。例如，人工智能可以自动生成或改编教学材料，如试题、案例等；人工智能也可以帮助教师分析医学生的学习数据，提供教学反馈和建议。三是虚拟仿真实训。利用人工智能，医学教育者可以设计出生动逼真的虚拟病例，供医学生进行仿真实训。这种方式不仅可以提供丰富和安全的实训环境，也能够反馈医学生的操作结果，有助于他们的学习。四是人工智能在医疗实践中的应用教学。随着人工智能在诊断、治疗等医疗实践中的应用越来越多，医学教育也需要教授医学生如何理解和使用人工智能。例如，教学内容可以包括人工智能在影像诊断、预测模型等方面的应用，以及人工智能的基本原理、伦理问题等。

虽然人工智能在医学教育中的应用带来了很多机遇，但也存在一些挑战，例如，如何保护医学生的隐私和数据安全，如何确保人工智能的公平性和透明性，如何避免人工智能取代医生的人文关怀等。因此，新医科背景下的医学教育需要不断地探索和适应人工智能的发展。

二、人工智能在新医科医学教育中的应用困境

虽然人工智能在新医科医学教育中已经得到广泛应用，但也面临一些困境，包括但不限于以下几个方面。

1. 数据隐私和保护：人工智能的运行和学习依赖大量数据，包括医学生的学习数据、患者的医疗数据等。如何在收集、处理和使用这些数据的同时，保护医学生和患者的隐私，避免数据滥用或泄漏，是一大挑战。

2. 技术依赖：依赖人工智能进行教学和学习，可能会降低医学生的自学能力和批判思考能力。过度依赖人工智能进行诊断和治疗，可能会忽视医生的专业判断和患者的个人情况。

3. 技术和伦理：人工智能在医疗中的应用涉及一些复杂的伦理问题，例如，如何处理人工智能和人的关系，如何避免人工智能的决策导致不公平或歧视，如何确保人工智能的决策透明和可解释等。

4. 教师和医学生的技术能力：人工智能的使用需要一定的技术能力，而许多教师和医学生可能缺乏这方面的技术能力。如何提高教师和医学生的人工智能素养，使他们能够有效地使用人工智能进行教学和学习，是一大挑战。

5. 教育资源的不均衡：人工智能需要大量的资金，这可能加剧教育资源的不均衡。例如，一些资源丰富的医学院能够使用最新的人工智能技术和设备，而一些资源匮乏的医学院则可能难以跟上。

总的来说，虽然人工智能在新医科医学教育中的应用有很大的潜力，但需要全社会，特别是教育者和政策制定者共同努力，应对上述困境和挑战，确保人工智能的应用既能提高教学效果，又能保护医学生和患者的权益。

三、人工智能在新医科医学教育中的应用前景

新医科背景下，人工智能在医学教育中的应用前景广阔，主要包括以下几个方面。

1. 提供个性化学习体验：通过收集和分析医学生的学习数据，人工智能可以提供个性化的学习资源和教学方法，帮助每个医学生根据自己的学习风格和进度进行学习。这将使医学教育更具效率和针对性。

2. 扩大实践教学的可能性：利用人工智能设计出生动逼真的虚拟病例，供医学生进行仿真实训。这种方式既可以提供丰富和安全的实训环境，又能够反馈医学生的操作结果。

3. 教授人工智能在医疗实践中的应用：将人工智能的理论和实践融入医学课程中，可以让医学生更好地适应未来的医疗环境。

4. 提升教学质量：人工智能可以帮助教师分析医学生的学习数据，提供教学反馈和建议，从而提升教学质量。此外，人工智能也可以帮助教师减轻一些行政和教学的负担，让他们有更多的时间和精力关注医学生的学习。

5. 促进全球医学教育的交流和合作：人工智能可以使医学教育的资源和服务超越地理和语言的限制。这将有助于提高医学教育的可达性和包容性，促进全球医学教育的交流和合作。

总的来说，新医科背景下，人工智能将会对医学教育产生深远影响，为医学生提供更高效、更个性化的学习体验，同时也为医学教育的发展开辟新的可能性。然而，人工智能的应用也需要注意数据安全、隐私保护等问题，以确保其应用科学、公正、人性化。

四、人工智能在新医科医学教育中的应用路径

在新医科背景下，人工智能在医学教育中的应用有以下几个路径。

一是学校或教育机构需要有明确的人工智能应用策略，包括人工智能如何与现有的教育体系融合，以及如何确保数据的安全和隐私。二是需要建立稳定可靠的人工智能技术平台和丰富的教学资源库，提供包括虚拟病例、模拟操作等各种形式的学习资源。三是培养教师和医学生的人工智能素养。教师需要了解人工智能的基本原理和应用，并能够将人工智能融入教学。同时，也需要培养医学生的

人工智能素养，让他们理解人工智能的优缺点，有效地使用人工智能进行学习。四是创新教学模式。利用人工智能的特性，创新教学模式，如个性化教学、翻转课堂、混合式学习等。同时，利用人工智能进行医学生评价和反馈，以提升教学效果。五是加强评估和反馈。通过收集和分析数据，定期评估人工智能在医学教育中的应用效果，不断优化和改进人工智能应用的策略和方法。六是探索人工智能与医疗实践的结合。利用人工智能模拟真实的医疗环境和情景，提供实践训练的机会。同时，教授医学生如何在实际工作中利用人工智能进行诊断和治疗。七是跨学科合作。促进医学与计算机科学、数据科学等相关学科的交叉融合，共同探索人工智能在医学教育和医疗实践中的更多可能性。

　　总的来说，人工智能在新医科医学教育中的应用需要全方位的规划和实施，涉及教育理念、教学资源、教学方法、师资培养、医学生学习、评估反馈等多个环节。在这个过程中，既要充分利用人工智能的优势，提高教学效果，又要注意避免可能出现的问题，保护医学生和患者的权益。人工智能在医学教育中的应用是现代教育技术发展的重要方向，有着广泛而深远的影响。

第三节　新医科背景下全科医生培养

　　新医科提出从治疗为主到全生命周期、健康全过程的预防、治疗和康养新理念，积极谋划与工科、理科、文科等多学科门类的交叉融合，大力推进医学与人工智能、5G、大数据、区块链、云计算的理论和技术融合，为推动健康中国战略培养"下得去、留得住、用得好"的一专多能的医学人才。全科医学与新医科提出的全生命周期、健康全过程服务理念以及多学科交叉为支撑的医学模式高度契合。全科医学于 20 世纪 80 年代末引入我国，是服务于社区与家庭，整合多学科、多专业于一体的临床二级学科，其主旨是强调以人为中心，为全生命周期提供长期综合性、负责式照顾。2018 年教育部发布《普通高等学校本科专业类教学质量国家标准》，明确要求医学生掌握全科医学基本知识，学习全科医学课程，为全面推进健康中国战略奠定坚实基础。因此，全面深入研究新医科下全科医学人才的培养，对整个医学教育具有重要的借鉴意义。

一、新医科背景下全科医生课程设计和教学方法

　　在新医科背景下，全科医生的课程设计和教学方法应注重以下几个方面。

（一）全面性

全科医生需要具备广泛的医学知识和技能，可以应对各种疾病和健康问题。因此，课程设计应包括各个医学领域，从基础医学到临床医学，从疾病的预防、诊断到治疗。以人为本：全科医生的工作不仅是治疗疾病，还包括了解和尊重患者的需求和偏好，帮助他们做出医疗决策。课程设计应包括医患沟通、医学伦理、心理学等内容。实践导向：全科医生需要在实际工作中应用他们的知识和技能。因此，教学方法应重视实践性，比如通过模拟患者、临床实习、实验室技能训练等方式，让医学生在实际环境中学习和实践。案例教学：利用真实或模拟的病例，让医学生了解和处理复杂的临床问题。通过案例教学，医学生可以整合和应用他们的知识，提高临床推理和决策能力。团队协作：全科医生需要与其他医生、护士、药师、社工等不同角色的人员协作，为患者提供全面的医疗服务。课程设计和教学方法应强调团队协作的重要性，让医学生了解和掌握团队协作的方法和技能。生命全程关怀：全科医生需要关心患者的生命全程，包括生、病、死各个阶段的医疗需求。课程设计应包括孕产妇保健、儿童保健、慢性病管理、老年医学、临终关怀等内容。持续教育：医学知识和技术的快速发展要求全科医生必须进行终身学习。课程设计和教学方法应教会医学生如何进行自我学习，包括如何获取信息、如何判断信息的可靠性、如何整合和应用信息等。

（二）健康促进和疾病预防

作为首线的健康保健提供者，全科医生有责任帮助患者改善生活方式、促进健康、预防疾病。课程设计应包括公共卫生、健康教育、行为医学等内容。研究方法：全科医生需要利用最新的科学证据指导他们的临床决策。课程设计应教授医学生研究方法，包括如何阅读和理解科学文献，如何进行临床研究，如何应用科学证据等。技术和信息管理：随着科技的发展，医学信息和技术在医疗服务中越来越重要。课程设计应包括医学信息学、医疗技术应用、电子病历系统等内容。多元文化和全球视野：全科医生需要为不同背景的患者提供服务。课程设计应包括多元文化医学、全球卫生等内容，让医学生了解和尊重患者的文化背景，培养医学生的全球视野。评价和反馈：教学过程应包含对医学生的定期评价和及时反馈，以便医学生了解自己的进步和需要改进的地方。此外，医学生也应学会对自己的学习和实践进行自我评价。

改进全科医生的课程设计和教学方法，使全科医生的培养可以更好地适应社会的需求和挑战，提供高质量和以患者为中心的医疗服务。

二、新医科背景下全科医生临床实践

（一）早期接触

新医科背景下，全科医生的临床实践早期接触是一种重要的教学方法，旨在帮助医学生早期理解医学专业的全貌，以及在真实的临床环境中将所学的理论知识与实践结合起来。以下是早期接触可能包含的一些关键方面。

1. 观察和"阴影"方面：在最初的学习阶段，医学生可能被要求观察或"阴影"（即跟随并观察）经验丰富的医生或其他卫生保健专业人员，以便了解他们的日常工作，并从中获取初步的临床经验。

2. 模拟训练方面：早期的临床实践可能包括在模拟环境中的学习，这种模拟环境使医学生有机会在没有真实患者风险的情况下，学习和实践基本的临床技能和程序。

3. 患者交流方面：与真实患者的早期互动对于医学生来说也非常重要，这可能包括获取病史、体检，甚至在监督下参与诊断和治疗决策。

4. 反思和讨论方面：在早期的临床接触中，反思和讨论也是关键的一部分。应鼓励医学生对他们的体验和学习进行思考，并与导师和同学分享他们的想法和问题。

5. 职业道德方面：早期接触还提供了一个理解和树立医学职业道德的重要机会，包括与患者的沟通、保密、尊重患者自主权以及处理潜在的道德和伦理问题。

总的来说，新医科背景下，早期接触是一个重要的方法，它可以帮助医学生更好地理解和准备他们未来的角色，并在他们的教育早期阶段就开始学习临床技能和知识。

（二）长期跟踪

在新医科背景下，全科医生的临床实践需要注重对患者的长期跟踪。长期跟踪在全科医学的教学中占据核心位置，可以帮助医学生深入了解疾病的自然病程、治疗效果以及患者的健康需求。以下是几个关于长期跟踪的关键点。

1. 理解全科医学的连续性方面：全科医学的一个关键特点是其对患者健康的连续性关注。通过长期跟踪，医学生可以体验到这种连续性，理解如何管理慢性病，如何处理急性问题，在持续的医患关系中如何建立信任。

2. 了解患者生活背景方面：通过长期跟踪，医学生可以更好地了解患者的生活环境、家庭背景、工作和社区等因素，这些都可能影响患者的健康和医疗需求。

3. 改进沟通技能方面：长期与患者接触，可以帮助医学生改进他们的沟通技能，学会如何与患者建立并保持良好的医患关系，如何有效地与患者交流复杂的医疗信息。

4. 观察疾病病程方面：长期跟踪患者可以使医学生观察到疾病的发展、治疗效果以及可能的并发症。这对于理解疾病的自然历程和治疗选择至关重要。

5. 反思和学习方面：长期跟踪也提供了反思和学习的机会。医学生可以在实践中反思他们的临床决策，学习如何处理复杂和不确定的情况，以及如何应对挑战和困难。

通过长期跟踪，医学生不仅可以获得丰富的临床经验，而且可以深入理解全科医学的核心价值。

（三）社区服务

新医科背景下，全科医生的培养强调社区服务的重要性。社区服务不仅可以让医学生了解和应对广泛的健康问题，还可以帮助他们理解和应对社区中的公共卫生问题。以下是一些可能的关键方面。

1. 社区参与方面：通过在社区中提供服务，医学生可以了解并参与解决社区的健康问题。他们可以体验到社区卫生服务实践，学习如何进行有效的健康教育、疾病预防和健康推广活动。

2. 了解社区资源方面：通过社区服务，医学生可以了解社区的资源和服务，学习如何有效地利用这些资源来满足患者的需求。这可能包括社区卫生服务、社区组织、公共卫生设施和社会服务等。

3. 开展公共卫生项目方面：在社区服务中，医学生可以参与公共卫生项目的设计和实施，包括健康筛查、疾病防控、健康教育和健康促进等。

4. 长期患者护理和管理方面：在社区服务中，医学生可以参与长期患者护理和管理，学习如何在社区环境中提供连续、全面、协调的医疗服务。

5. 提高沟通和团队合作技能方面：在社区服务中，医学生需要与各种卫生保健工作者、社区工作者、患者和家属一起工作，这需要良好的沟通和团队合作技能。

总的来说，新医科背景下的全科医生应注重社区服务，以更好地了解和满足社区的健康需求，提供全面、连续、协调的医疗服务，并促进公共卫生和社区健康。

（四）跨专业协作

在新医科背景下，全科医生的临床实践越来越强调跨专业协作。医疗保健系统的复杂性需要各类专业的卫生保健工作者协作，以提供全面、连续和高质量的医疗服务。以下是跨专业协作的重要方面。

1. 理解各专业角色方面：通过跨专业协作，全科医生可以更好地了解其他医疗保健专业的角色和专长。这可以帮助他们更有效地进行团队工作，以满足患者的全面需求。

2. 提高沟通和协调技能方面：跨专业协作需要有效的沟通和协调技能。全科医生需要学会如何与其他专业的卫生保健工作者有效沟通，如何协调团队资源，以实现最佳的医疗和护理效果。

3. 解决复杂的健康问题方面：复杂的健康问题需要各种专业的知识和技能来解决。跨专业协作可以使全科医生更好地利用团队的资源来处理复杂的医疗问题。

4. 提供全面的医疗服务方面：跨专业协作可以帮助全科医生提供全面的医疗服务。他们可以与其他专业的卫生保健工作者一起，制订和执行全面的医疗计划，以满足患者的全面需求。

5. 改进患者结果方面：研究表明，跨专业协作可以改进医疗和护理效果，包括提高患者满意度、减少医疗错误、提升患者安全、提高护理质量等。

总的来说，跨专业协作是新医科背景下全科医生临床实践的重要部分，能帮助他们提供全面、连续、协调和高质量的医疗服务。

（五）患者导向

在新医科背景下，全科医生的临床实践越来越强调患者导向。患者导向关注患者的全人需求，包括他们的身体、心理和社会需求。以下是患者导向的重要方面。

1. 强调以患者为中心方面：患者导向强调以患者为中心，尊重和响应患者的需求、期望和偏好。全科医生需要学习如何理解和尊重患者，如何与患者合作制订医疗计划。

2. 全面照顾患者方面：患者导向要求全科医生关注患者的全人需求。这意味着他们需要跨越专业边界，与其他专业的卫生保健工作者一起提供全面的护理。

3. 强调患者参与方面：患者导向强调患者参与。全科医生需要学习如何激励和支持患者参与他们的医疗决策，如何提供足够的信息和支持，使患者能够做出知情的医疗决策。

4. 提高患者满意度方面：患者导向可以提高患者满意度。当全科医生以患者为中心，尊重和响应患者的需求和偏好时，他们就更可能提供满足患者需求的医疗服务，从而提高患者满意度。

总的来说，患者导向是新医科背景下全科医生临床实践的重要方向，要求全科医生以患者为中心，全面关注患者的需求，尊重和支持患者的参与，以提高患者满意度和医护质量。

（六）技能训练

在新医科背景下，全科医生的临床实践技能训练显得至关重要。以下是临床技能训练的重要方面。

1. 病史收集和体检技能方面：这是医生的基本技能。全科医生需要具备全面和深入的病史采集技能和全面体格检查技能，以便于进行初步诊断和制订治疗计划。

2. 临床推理技能方面：全科医生需要合理解释病史和体检结果，生成差异诊断，并确定进一步的管理计划。这需要扎实的医学知识和良好的临床推理技能。

3. 沟通技能方面：全科医生常常是患者与医疗系统之间的联络者，因此需要优秀的沟通技能。他们需要与患者以及家属进行有效沟通，并与其他医疗专业人员协作。

4. 程序性技能方面：全科医生需要掌握一些基本的程序性技能，如抽血、静脉注射等。全科医生需要能够处理常见的急诊情况，如心肺复苏、创伤处理等，需要了解如何管理慢性病，如糖尿病和高血压，并提供有效的预防保健，如健康生活方式的咨询和疫苗接种。

总的来说，新医科背景下全科医生的临床实践技能训练需要广泛而深入。

三、新医科背景下全科医生跨学科学习

（一）跨学科知识体系的构建

全科医生的知识体系不应限于传统的临床医学，还应涵盖公共卫生、预防医学、康复医学、心理学、社会学等多个领域，同时，面对医疗设备、临床诊疗、健康管理、医患沟通等逐步智慧化、信息化、精准化，他们还需掌握医学人工智能、大数据等相关领域的知识和技能。因此，研究应侧重于如何构建一套全面而有深度的跨学科知识体系，为全科医生提供全方位的学习内容。

构建全科医生的跨学科知识体系需要围绕全科医生在新医科背景下的角色和职责进行。全科医生需要具备广阔的知识视野和独特的综合素质，以便能够在疾病预防、初级卫生保健、慢性病管理等方面为患者提供服务。下面是构建全科医生跨学科知识体系的几个要点。

1. 多元化的基础医学知识：全科医生需要熟练掌握各种基础医学知识，包括解剖学、生理学、生物化学、病理学、药理学等。这些知识为全科医生提供了理解人体健康和疾病的基础。

2. 深入的临床医学知识：全科医生需要熟知各种临床医学知识，包括内科、外科、妇产科、儿科、神经科等。这些知识使全科医生能够对各种常见病进行有效的诊断和治疗。

3. 公共卫生和预防医学：全科医生在服务社区的过程中，需要具备公共卫生和预防医学的相关知识，能够进行疾病预防、健康促进、疫情控制等工作。

4. 康复医学：对于患有慢性病或经历过严重疾病的患者，全科医生需要掌握康复医学的相关知识，以帮助他们恢复健康、提高生活质量。

5. 心理学和社会学：全科医生需要理解患者的心理状态和社会背景，以便更好地提供医疗服务。因此，心理学和社会学的知识也是全科医生必须掌握的。

6. 医学伦理和法律：全科医生在工作中需要遵守医学伦理和法律，以确保患者的权益得到保护。因此，医学伦理和法律知识也是全科医生所需掌握的。

总的来说，构建全科医生的跨学科知识体系需要全方位地涵盖医学各学科。

（二）跨学科学习的策略

在跨学科学习的过程中，全科医生可能会遇到知识理解、应用、整合方面的问题。因此，需要探索和验证适合全科医生跨学科学习的方法和策略，如案例式学习、讨论式学习、项目式学习等。

对于全科医生的跨学科学习，传统的知识灌输式学习方法可能无法满足其复杂和全面的学习需求。因此，探索有效的跨学科学习方法至关重要。以下是几种可能的跨学科学习方法。

1. 案例式学习：可以帮助全科医生将理论知识应用于实践，提高其解决问题和决策能力。该方法要求分析真实或模拟的医疗案例，理解其疾病背景、诊断和治疗过程，同时考虑患者的生理、心理、社会等因素，实现跨学科的知识整合。

2. 讨论式学习：可以促进全科医生的交流和思考，提高其批判性思维和创新能力。这种方法可以通过小组讨论、研讨会、在线论坛等形式进行，围绕特定的主题或问题进行深入的讨论和研究。

3. 项目式学习：可以让全科医生在解决实际问题的过程中学习和应用跨学科知识。例如，他们可以参与到社区的健康项目中，通过调查、评估、设计和实施措施来解决社区居民的健康问题。

4. 在线学习：提供灵活、便捷的学习方式，帮助全科医生克服时间和空间的限制，进行自我学习。在线平台有丰富的教学资源，包括视频课程、电子书籍、模拟软件等，可以满足全科医生的个性化学习需求。

5. 模拟训练：通过模拟真实的医疗场景，帮助全科医生提高临床技能和应急能力。例如，他们可以使用模拟患者或虚拟现实技术，进行诊断、手术操作等的模拟训练。

总的来说，这些跨学科学习方法的目标是帮助全科医生提高自主学习能力，促进其对知识的深度理解和应用，提高其在各种医疗场景中的问题解决能力。

（三）跨学科学习的实践应用

全科医生的最终目标是将跨学科的知识运用到医疗实践中，以提高医疗服务质量和效率。因此，在新医科背景下应关注全科医生如何将跨学科学习成果转化为临床决策和操作，以及这种转化过程中可能遇到的问题和解决方案。以下是跨学科学习实践应用的几个方面。

1. 疾病预防与健康管理：全科医生应运用公共卫生和预防医学的知识，积极参与疾病预防和健康管理工作。例如，他们可以进行疫苗接种推广、健康教育、疾病风险评估等活动，旨在防止疾病发生和促进社区居民的健康。

2. 诊断和治疗：全科医生需要运用临床医学知识，对各种疾病进行诊断和治疗。由于他们的知识涵盖多个医学领域，他们对疾病有一个全面的理解，并提供综合性的治疗方案。

3. 慢性病管理：全科医生需要掌握康复医学的知识，为患有慢性病的患者提供管理服务。这包括疾病的监测、疾病的稳定和控制、患者的康复训练等。

4. 心理健康支持：全科医生需要运用心理学知识，为患者提供心理健康支持。这包括识别和处理患者的情绪问题、提供心理咨询服务，以及在必要时进行专业的精神卫生转诊。

5. 医患沟通和伦理决策：全科医生需要运用社会学、医学伦理和法律知识，有效地与患者沟通并做出伦理决策。这包括理解患者的社会背景和需求、保护患者的隐私和权益，以及在复杂的医疗情况下做出符合伦理的决策。

总的来说，跨学科学习使全科医生能够在各种实践场景中提供全面、个性化的医疗服务，满足患者的多元化需求，在新医科背景下，全科医学教育还应积极谋划与多学科门类的交叉融合，大力推进医学与人工智能、大数据、云计算的理论和技术融合，推进医、教、社协同的实践教学新模式。

（四）跨学科学习对全科医生职业发展的影响

跨学科学习可能对全科医生的职业发展产生深远影响，如提高专业水平、改变职业角色和职业路径等。因此，应从长期的角度，探讨跨学科学习对全科医生职业发展的影响。

跨学科学习对全科医生的职业发展的影响主要表现在以下几个方面。

1. 提升专业能力：跨学科学习能够丰富全科医生的知识储备，提高他们的专业能力。通过系统地学习不同学科的知识，全科医生能更好地理解和处理复杂的医疗问题，提供更全面、更高质量的医疗服务。

2. 拓宽职业视野：跨学科学习能够拓宽全科医生的职业视野，帮助他们建立更全面的医疗观念。他们不再只关注疾病的治疗，而是从疾病预防、健康管理、康复医疗等多个角度关注患者的健康，实现从"以疾病为中心"向"以患者为中心"的转变。

3. 提高职业灵活性：跨学科学习能够提高全科医生的职业灵活性，使他们能适应不同的工作环境和需求。无论是在社区卫生服务中心、大型医院还是在乡村诊所，他们都能发挥自己的专业技能，满足患者的医疗需求。

4. 增强综合素质：跨学科学习能够增强全科医生的综合素质，包括批判性思维、沟通技巧、领导力、团队合作等。这些素质不仅对他们的医疗工作至关重要，也是他们职业发展的重要基础。

5. 提升职业满意度：跨学科学习能够提升全科医生的职业满意度。他们能通过解决复杂的医疗问题、提供全面的医疗服务，实现自己的职业价值，从而获得更大的职业满足感。

总的来说，跨学科学习为全科医生的职业发展提供了强大的动力和广阔的空间，是他们适应未来医疗发展趋势、提升自身价值的重要方式。

（五）建立评估和监测机制

为了确保全科医生能有效地进行跨学科学习，需要建立一套有效的评估和监测机制，以评估全科医生的跨学科学习效果，监测学习进度，及时发现和解决学习中的问题。以下是一些可行的评估和监测方法。

1. 形成性评估：形成性评估在学习过程中进行，提供及时的反馈，帮助全科医生改进学习方法、调整学习计划。这种评估可以通过观察、提问、测试等方式进行，评估内容包括知识理解、技能应用、问题解决等方面。

2. 终结性评估：终结性评估在学习结束后进行，确定全科医生是否达到学习目标。这种评估通常使用标准化的测试或考试，评估内容包括知识掌握、技能熟练度、临床决策等方面。

3.360度评估：从多个角度对全科医生进行全面评估。评估者包括导师、同事、患者、自我等，评估内容包括专业能力、沟通技巧、工作态度等方面。这种评估可以提供全面的反馈，帮助全科医生了解自己的优点和改进空间。

4. 持续教育积分制：通过记录全科医生的学习活动，鼓励他们持续学习。全科医生可以通过参加课程、讲座、研讨会等，获得学习积分。当积分达到一定数额时，可以作为全科医生职业发展或认证的依据。

5. 电子学习档案：全科医生学习活动和成果的电子记录。全科医生可以在档案中记录学习计划、学习材料、学习反馈等，同时，也可以上传学习成果，如论文、报告等。电子学习档案可以帮助全科医生反思学习过程，规划职业发展。

四、新医科背景下全科医生专业发展和继续教育

新医科的理念主要包括对传统医学的补充和完善，以及对新的医疗模式的提倡。这种转变不仅要求医生具有跨学科的医学知识，还需要有更强的卫生服务管理能力。因此，全科医生在新医科背景下的专业发展成了重要的研究课题。

全科医学的出现是对现代医疗体系超专业化的有效反映，也是对公众健康需求的积极响应。在新医科背景下，全科医学需要适应医疗服务模式的改变。全科医生需要发展为能够面向社区、具有卫生服务管理能力的医疗人才。这对全科医生的专业能力提出了更高的要求。

（一）新医科背景下全科医生专业发展的要求

1. 跨学科的医学知识：全科医生在新医科背景下需要掌握更广泛的医学知识。这不仅包括传统的临床医学知识，也包括公共卫生、预防医学、心理学等相关学科的知识。全科医生应当具备解决常见病、多发病的能力，能够全面掌握和综合运用医学知识。

2. 卫生服务管理能力：全科医生不仅是患者的主要医疗服务提供者，也是卫生服务的管理者。全科医生需要具有一定的管理知识和技能，能够有效地协调各种卫生资源，提供高效、优质的卫生服务。

3. 持续学习和专业成长：在新医科背景下，全科医生需要具备持续学习和自我发展的能力。因为医学知识在不断更新，医疗技术在不断进步，全科医生需要适应这些变化，不断提升自己的专业水平。

（二）新医科背景下全科医生专业发展的挑战

1. 教育和培训的挑战：全科医生的教育和培训需要结合新医科的要求，涵盖更广泛的医学知识和更高级的卫生服务管理能力。然而，现有的医学教育和培训体系可能难以满足这些要求。

2. 职业发展的挑战：全科医生在新医科背景下的职业发展可能面临一些挑战，例如，超专业化的医疗体系可能导致全科医生的地位被边缘化，全科医生的工作负担可能增加，而收入和社会认可度可能不足。

（三）新医科背景下全科医生专业发展的建议和策略

1. 改革医学教育和培训体系：在新医科背景下，医学教育和培训体系需要进行相应的改革，以适应全科医生的专业发展需求。这可能包括增加相关学科的教学内容、提供更多的实践机会，以及加强管理能力的培训。

2. 优化全科医生的工作环境和条件：为了促进全科医生的专业发展，需要优化全科医生的工作环境和条件。这可能包括改善全科医生的工作条件、提高全科医生的收入和社会认可度，以及提供更多的职业发展机会。

新医科背景下，全科医生的专业发展具有重要的社会意义和实践价值。需要对全科医生的教育和培训进行深入的研究和改革，以适应新医科的要求。同时，也需要优化全科医生的工作环境和条件，以促进全科医生的专业发展。

（四）新医科背景下的继续教育

随着医学知识的不断更新和医疗服务需求的日益多元化，新医科提出了对全科医生继续教育的新需求。在新医科背景下，全科医生的继续教育不仅需要跟上医学知识和技术的发展步伐，更需要适应全科医生在预防、诊疗、康复等全周期医疗服务中的角色转变。

1. 新医科背景下全科医生继续教育的需求：一是跨学科医学知识的更新。随着医学的不断进步和深化，全科医生需要掌握更广泛、更深入的跨学科医学知识。二是技术的提升。新医科推动了医疗技术的进步和创新，全科医生需要不断提升自己的医疗技术，以适应新的医疗服务模式。三是服务管理能力的强化。全科医生需要具备优秀的服务管理能力，包括对公共卫生问题的防控、疾病管理。

2. 新医科背景下全科医生继续教育的挑战：一是教育资源不足。现有的医学教育资源可能难以满足全科医生在新医科背景下的继续教育需求，尤其是在跨学科医学知识和技术方面。二是教育方法的局限。三是传统的教育方法可能无法满足全科医生的继续教育需求，需要探索更有效的教育方法。

3. 新医科背景下全科医生继续教育的策略：一是增加教育资源。增加针对全科医生的继续教育资源，包括教材、课程、实践机会等。二是改革教育方法。需要探索和应用新的教育方法，例如在线学习、模拟训练、案例研究等，以满足全科医生的学习需求。三是建立继续教育体系。建立健全全科医生的继续教育体系，包括继续教育的规划、实施、监控和评估等环节。

在新医科背景下，全科医生的继续教育对于提升医疗服务质量和满足社会健康需求具有重要意义。我们需要关注全科医生的继续教育需求，克服现有的困难，制定有效的策略，以促进全科医生的专业发展。

五、新医科背景下全科医生评估和反馈

（一）全方位能力评估

在新医科背景下，全科医生需要具备多元化、综合性的能力。因此，对全科医生进行全方位的能力评估就显得至关重要。这包括但不限于以下几个方面。

1. 专业技能评估：全科医生需要具备扎实的专业医学知识和技能，能对各类常见病、多发病进行准确诊断和有效治疗。此外，他们还需要具备一定的急诊抢救能力，能应对突发的医疗状况。评估这一方面的能力，可以通过理论考试、技能操作考核、模拟病例等方式进行。

2. 跨学科知识评估：全科医生需要能理解和整合多学科的知识，处理复杂的医疗问题。这不仅包括各类临床知识，还包括流行病学、心理学、社会学等相关知识。评估这一方面的能力，可以通过病例分析、小组讨论、项目研究等方式进行。

3. 沟通技巧评估：全科医生需要具备良好的沟通技巧，能与患者、患者家属和其他医疗工作者有效沟通。这包括倾听技巧、表达技巧、情绪管理技巧等。评估这一方面的能力，可以通过角色扮演、模拟访谈、360度评估等方式进行。

4. 解决问题能力评估：全科医生需要具备良好的解决问题能力，能对复杂的医疗问题进行分析和处理。这包括识别问题、搜索信息、分析问题、制订解决方案等。评估这一方面的能力，可以通过病例分析、项目评估、反思记录等方式进行。

5. 职业道德评估：全科医生需要具备高尚的职业道德，尊重患者，保护患者隐私，坚持医学伦理。评估这一方面的能力，可以通过患者反馈、同事评价、自我反思等方式进行。

这些评估方法都有其优点和局限性，需要根据全科医生的实际情况和需求，灵活组合使用。同时，评估结果应用于改进教学方法、提升教学质量、推动全科医生的长期发展。

（二）持续性反馈机制

在新医科背景下，持续性反馈机制是促进全科医生职业成长的关键环节，有助于他们有针对性地改善专业能力、提升工作效能。以下是持续性反馈机制的一些内容。

1. 定期的个人发展计划：每个全科医生可以根据自己的职业发展目标和当前能力水平，制订个人发展计划。这个计划应包括期望达到的目标、实施的步骤

和预期的结果。然后，全科医生可以定期（比如每季度或每年）回顾和更新这个计划，收集并反思工作和学习的反馈信息，以便调整自己的行动方向。

2. 教练或导师系统：通过设立教练或导师系统，为全科医生提供持续的指导和支持。教练或导师可以是更有经验的医生，也可以是其他医疗专家。他们可以定期与全科医生会面，讨论他们的工作和学习，提供反馈和建议，帮助他们改进自己的能力和方法。

3. 同行评估和反馈：同行评估和反馈是一个有效的学习和改进工具，可以通过定期的小组会议、工作坊或在线平台实现。全科医生可以分享自己的病例、问题或经验，收集其他全科医生的观点和建议，以便从中学习和改进。

4. 患者反馈：全科医生可以通过问卷调查、面谈或其他方式，收集患者对他们服务的反馈。这些反馈可以帮助全科医生了解自己在患者沟通、疾病管理等方面的表现，找出需要改进的地方。

持续性反馈机制需要在医疗机构的层面支持和推动，比如提供时间、资源和技术支持，培养开放和积极的反馈文化，为全科医生的长期发展创造条件。同时，全科医生也需要积极参与这些反馈活动，以提升自身能力和提高医疗服务质量。

（三）多元化评估手段

在新医科背景下，全科医生的评估手段需要更为全面和多元化，以反映他们的全面技能和素质。以下是一些可行的评估手段。

1. 模拟训练和角色扮演：用来评估全科医生的临床决策、操作技能、沟通技巧等。例如，可以使用模拟患者或模拟临床场景，让全科医生在实际情境中展示技能和知识。

2. 小组讨论和报告：用来评估全科医生的团队协作、批判性思维、沟通表达能力等。例如，可以让全科医生在小组中讨论一个病例，或者进行一个主题的研究报告，然后根据他们的表现进行评估。

3. 实践项目和病例研究：用来评估全科医生的问题解决能力、研究技能、创新思维等。例如，可以让全科医生进行一个疾病防控的项目，或者进行一个病例的深入研究，然后根据他们的成果进行评估。

4. 自我评估和反思：一个重要的学习工具，可以帮助全科医生了解自己的优点和不足，制订改进的计划。例如，可以让全科医生定期写反思日志，记录他们的工作和学习经验，然后进行自我评估。

以上的评估手段各有其特点，需要根据全科医生的实际情况和需求，灵活组合使用。同时，评估的目的不仅是衡量全科医生的能力，更是提供反馈，帮助他们改进和发展。

（四）评估与发展相结合

在新医科背景下，全科医生的评估与发展面临着新的挑战与机遇。评估旨在更好地衡量医生的全面能力，包括技术技能、临床决策能力、沟通技巧、职业道德等；发展则关注如何根据评估结果，提供有效的教育和培训，促进医生的职业成长。

1. 全科医生的评估：不仅需要考虑专业知识和技能，也需要考虑综合素质和能力。这就需要运用多种评估手段，包括理论考试、技能考核、模拟训练、小组讨论、实践项目、360度评估、自我评估和反思等。

评估不仅是衡量医生的一种手段，也是提供反馈和引导的一种工具。通过评估，医生可以了解自己的优点和不足，获得改进的建议，制订个人发展计划。评估结果也可以用于改进教学方法、提升教学质量、推动医疗服务的改进。

2. 全科医生的发展：在新医科背景下，需要关注全科医生的长期职业成长，而不仅仅是短期的知识和技能提升。这就需要提供全面和持续的教育和培训，包括专业技能训练、跨学科学习、实践指导、导师辅导、研究项目、专业研讨会、在线课程等。

同时，发展也需要关注全科医生的职业满意度和职业健康。这就需要建立一个支持性和包容性的工作环境，关注全科医生的工作压力和工作－生活平衡，提供职业咨询和心理支持，提升职业幸福感。

在这个过程中，医疗机构的角色十分关键，需要提供必要的资源和支持，培养开放和积极的学习文化，为全科医生的评估与发展创造条件，为新医科的改革提供良好环境。

六、新医科背景下全科医生价值观引导

（一）以患者为中心的价值观

新医科的出现为全科医生的培养注入了新的理念，以患者为中心的价值观是至关重要的一环。以患者为中心的医疗模式以健康需求和期望为导向，为患者提供连续、协调、全人、高质量的医疗保健服务。

1. 高度重视患者的需求和期望：全科医生需要关注患者的全方位需求，包括生物学、心理学、社会学三方面的需求，而不仅仅是解决患者的生物医学问题。他们需要了解并尊重患者的生活环境、生活习惯、文化背景、心理状况、健康信念，以提供最符合患者需求和期望的服务。

2. 优化患者的治疗体验：全科医生应当关注患者在医疗过程中的体验，努

力提供舒适、人性化的医疗环境。他们应倾听患者的声音，尊重患者的病痛体验，尽量减少患者的病痛和不适，提供温馨、友好的医疗服务。

3. 提供个性化的治疗方案：全科医生需要根据患者的具体情况，提供个性化的治疗方案。这包括对诊疗方案、用药方案、康复方案等进行个性化设计，以最大限度地满足患者的需求和期望。

4. 促进患者的自我管理：全科医生应通过健康教育和指导，帮助患者了解自己的健康状况，培养患者的自我管理能力。通过健康教育让患者积极参与到自身的健康管理中，从而提高患者的生活质量。

综上所述，以患者为中心的价值观是全科医生在新医科背景下的重要价值观之一。这种价值观旨在提升医疗服务的质量和效果，提高患者的满意度和生活质量，是全科医生应当积极追求和实践的。

（二）全人关怀的价值观

在新医科背景下，全人关怀的价值观对于全科医生来说，意味着更全面、更深入地理解和关注患者。全人关怀强调对患者的身体、精神、社会等多方面需求的综合考虑和关怀。

1. 身体健康的关怀：这是全科医生工作的基础，主要关注患者的生物医学需求，如疾病的诊断、治疗和预防。全科医生需要不断更新专业知识和技能，确保提供科学、有效的医疗服务。

2. 精神心理的关怀：全科医生需要关注患者的心理状态，包括情绪、信念、态度、期望等。这可能需要全科医生具备一定的心理咨询技巧，能够识别和处理患者的心理问题，或者及时将患者转介给心理专家。

3. 社会生活的关怀：全科医生需要考虑患者的社会环境和生活条件，包括家庭、工作、社区、文化等。全科医生应帮助患者处理与疾病相关的社会问题，比如工作压力、家庭矛盾、社区资源等。

4. 生活质量的关怀：全科医生需要关注患者的生活质量，包括身体功能、心理状态、社会交往、日常生活等方面。全科医生应努力改善患者的生活质量，提高他们的满意度和幸福感。

5. 健康教育和健康促进：全科医生需要进行健康教育和健康促进，帮助患者了解疾病，掌握健康的生活习惯，提高他们的自我管理能力，预防疾病的发生和发展。

全人关怀的价值观强调全科医生需要从多维度、全方位去理解和关怀患者，这要求全科医生不仅要有扎实的医学知识，还要有广阔的视野和深厚的人文素养。这种全人关怀的价值观对于提高医疗服务的质量和患者的满意度、实现医疗服务的公平和效率有着重要的意义。

（三）预防为主的价值观

在新医科背景下，全科医生培养强调预防为主的价值观，这是因为预防性医疗服务旨在降低患病风险、改善健康状况，并可减轻医疗系统的负担。

1. 初级预防：全科医生需要致力于初级预防，这包括教育和培训患者在日常生活中做出健康的选择，如均衡饮食、规律运动、养成良好的睡眠习惯以及避免吸烟和过量饮酒等。此外，还应鼓励进行定期健康检查和接种疫苗。

2. 二级预防：二级预防的重点在于疾病的早期发现和早期治疗。全科医生需要利用各种筛查工具，定期进行健康检查，以尽早发现健康问题。这样可以在疾病进展到更严重的阶段之前就及时进行治疗。

3. 三级预防：三级预防涉及疾病的管理和康复，目标是防止疾病复发和并发症，以及提高患者的生活质量。全科医生在这一阶段需要为患者提供长期和全面的疾病管理，包括药物治疗、生活方式调整和康复训练等。

4. 健康教育和健康促进：全科医生需要提供健康教育和健康促进服务，帮助患者了解他们的健康状况，掌握健康知识，培养健康行为，增强健康素养，以改善和保持他们的健康状态。

总之，预防为主的价值观强调全科医生在维护和改善患者健康的过程中需要积极主动地进行干预，以减少疾病的发生，提高患者的生活质量，减轻社会的医疗负担。

（四）持续学习的价值观

在新医科背景下，持续学习被认为是全科医生至关重要的价值观。全科医生必须具备持续学习和自我更新的能力，以保证为患者提供最高水准的医疗服务。

1. 主动学习：全科医生需要具有自我驱动的学习态度，积极主动地追踪新的医学知识和技术，以及最新的临床实践指南。需要花费时间阅读专业文献，参加专业讲座和研讨会，以便与时俱进。

2. 反思和自我评估：全科医生需要反思自己的工作，识别自己的知识和技能的不足，然后有针对性地进行学习和提高。此外，还需要定期进行自我评估，以确保自己的医疗实践达到专业标准。

3. 学习应用：全科医生的学习不仅仅是获取新知识，更重要的是能够将所学知识应用到临床实践中，改进自己的工作。需要能够批判性地分析新知识，提出自己的看法，然后结合自己的工作实际，将新知识转化为实践。

4. 终身学习：全科医生需要有终身学习的决心和习惯。这既包括对基础医学知识的深入学习，也包括对新的医学知识和技术的不断学习。

5. 跨专业学习：在新医科背景下，全科医生不仅需要深化自身专业知识，还需要具备跨学科学习的能力，如将全科医学与大数据等新医科相关背景学科有机结合，可以高效率实现健康管理，以全面提高医疗服务的质量和效率。

总的来说，持续学习的价值观强调全科医生需要具有持续学习和自我更新的能力，以适应医学知识和技术的快速发展，提高医疗服务的质量和效率。

（五）团队合作的价值观

在新医科背景下，团队合作被视为全科医生极其重要的价值观。在现代医疗环境中，医疗服务往往涉及多个专业领域，需要各类医疗专业人员的协同合作，全科医生在其中起到关键的协调和沟通作用。

1. 沟通和协调：全科医生需要具有良好的沟通和协调能力，以确保团队内的信息流通顺畅，协调各个专业人员的工作，促进团队的高效运行。

2. 尊重和信任：全科医生需要尊重团队内其他成员的专业知识和技能，信任他们的工作，这是团队合作的基础。全科医生还需要加强团队内的尊重和信任氛围，确保团队的稳定与和谐。

3. 共享决策：全科医生需要推动团队内的共享决策，即在决策过程中，尊重并考虑所有团队成员的意见和建议，确保决策公正科学。

4. 学习和反馈：全科医生需要推动团队内的学习和反馈，即通过定期的讨论和评估，共享知识和经验，反馈工作中的问题和改进意见，促进团队的持续改进和发展。

5. 跨专业合作：全科医生需要能够与不同专业背景的人员合作，包括其他医生、护士、药师、社工等，以提供全面和连贯的医疗服务。需要理解和尊重其他专业的知识和角色，建立有效的跨专业合作关系。

总的来说，团队合作的价值观强调全科医生需要具有协作精神和团队能力，以协调和整合多个专业的资源，提供高效和优质的医疗服务。这种价值观需要在医学教育和培训中加以弘扬，以培养全科医生的团队合作精神和能力。

七、新医科背景下全科医生政策和环境因素

在新医科背景下，全科医生的发展受到多个因素影响，其中，政策和环境因素起到了决定性的作用，全科医生不仅需要掌握专业及临床技能，面对医疗设备、临床诊疗、健康管理、医患沟通等逐步智慧化、信息化、精准化，还必须掌握医学人工智能、大数据等相关领域的知识和技能。

（一）教育政策

针对全科医生的教育政策将直接影响全科医生的培养和发展。例如，政策可

能会对医学教育的课程设计、教学方法、学习资源等方面产生影响。政策也可能会设定对全科医生的特定要求，如持续教育要求、专业认证要求等。

（二）医疗政策

医疗政策对全科医生的工作环境和职业发展产生深远影响。例如，政策可能会设定医疗服务的提供方式、医疗保险的覆盖范围、医疗服务的支付方式等。这些政策将影响全科医生的工作负担、职业满意度和收入水平。

（三）社会环境

社会对全科医疗服务的需求和认知会影响全科医生的地位和角色。例如，如果社会对全科医疗服务的需求增加，那么全科医生可能会受到更大的尊重和支持。如果社会认识到全科医疗服务的重要性，那么全科医生的地位可能会提高。

（四）经济环境

经济环境对全科医生的发展也起到关键作用。例如，经济发展水平会影响医疗服务的需求和供应，从而影响全科医生的工作机会。同时，经济环境也会影响医疗资源的分配，从而影响全科医生的工作环境和资源。

总的来说，政策和环境因素对全科医生的发展起到了决定性的作用。因此，对这些因素的理解和研究，将有助于我们更好地理解和支持全科医生的发展。

第五章　城市型大学新医科人才培养的探索

第一节　新时代城市型大学新医科人才培养的探索

一、新时代的基本特征

（一）多元重构

在新型冠状病毒感染疫情之后，多元重构成为一个重要的趋势。重新思考和建立一个更加多元、包容和公正的社会将成为未来的发展方向。

多元重构意味着在各个领域和层面上推动多元化。在高等教育领域，全球范围内的多元重构将强调课程内容的多样性、包容性和针对性。学校将致力于教导学生理解不同文化、人群和生活方式的知识，以培养他们的全球视野和跨文化交流能力。此外，教育机构也应注重减少对某些特定群体的歧视和不平等对待。在医疗和公共卫生领域，多元重构意味着更加广泛地考虑各种人群的需求和实际情况。医疗机构将注重提供平等的医疗服务，提高公共卫生预警和应急处置能力，以提高对新发公共卫生事件的应对能力。

总之，多元重构将成为一个重要的发展方向，有助于建立一个更加多元、包容和公正的社会，促进社会的可持续发展和增进公众的福祉。

（二）问题聚焦和矛盾表象化

在高等医学教育领域，学校的管理政策、线上与线下课程的融合以及毕业生实习就业等成为师生关注的焦点。由于部分医学生尚未形成成熟的心理应对机制，难免会产生焦虑、恐慌情绪，甚至感到抑郁，给身心带来一系列负面影响。面对风险，目前的高等医学教育管理较多情况下处于一种应急模式，主要依赖行政驱动，侧重于事中事后的防控与恢复。高等医学教育迫切需要进行深刻变革，全面改进管理模式，提升管理能力。

（三）高等教育普及

我国高等教育在校生规模大幅提高，2023 年，高等教育在学总规模达到 4763.19 万人，毛入学率达到 60.2%①，高等教育进入普及阶段。据教育部教育发展研究中心数据，2022—2033 年我国高中阶段学龄人口总体处于持续增长状态，2033 年达到峰值。同时，高等教育在校生规模也将持续增长。考虑到研究生教育发展等影响因素，预计 2050 年我国高等教育在校生总数将达到 6000 余万人。高等教育学龄人口长期持续增长对高等教育经费投入和治理水平都将提出新要求和新挑战。

（四）数字化转型

近年来，推动教育数字化转型已成为国际社会的共同命题，而新型冠状病毒感染疫情加快了教育数字化发展进程。2020 年，联合国教科文组织发布《教育数字化转型：学校联通，学生赋能》，欧盟发布《数字教育行动计划（2021—2027）》。同年，我国教育领域的数字化改革也逐渐加速。疫情发生以来，我国实施了历史上规模最大的在线教育教学实践，线上线下教学融合已成为高校教学、科研和社会服务的新常态。根据中国互联网教育研究院的数据，2020 年全国范围内注册在线学习平台的用户数量增加到 4.99 亿人次，在线教育平台提供了超过 1.5 万门在线课程，涵盖了不同领域和学科。这场史无前例的线上教育，推动传统教育教学形态发生质的变化。推进教育数字化、建设智慧教育既是我国高等教育转型发展的必然趋势，也是推进高等教育高质量发展的战略重点。

二、城市型大学新医科人才培养面临的新形势、新问题和新任务

（一）新形势

医学教育是卫生健康事业发展的重要基石，与教育强国和健康中国战略息息相关。在新时代，医学教育被赋予了"大国计、大民生、大学科、大专业"的战略新定位，其高质量发展是由医学教育所肩负的新使命决定的。应努力强化办学功能、优化体系结构、全面提高质量，以医学教育高质量发展助推中国式教育现代化进程，为实现健康中国战略目标和中华民族的伟大复兴提供坚实的人才支持。

---

① 教育部：2023 年中国高等教育入学机会增加 毛入学率超 60%［EB/OL］. http://www.moe.gov.cn/fbh/live/2024/55831/mtbd/202403/t20240301 _ 1117707. html.

2020 年国务院办公厅发布《关于加快医学教育创新发展的指导意见》，明确提出要以新医科统领医学教育创新，以新医科建设为抓手，着力创新体制机制，分类培养研究型、复合型和应用型人才，全面提高人才培养质量。要依据新时代社会发展、科技革命及医学进步等方面的新情况和新需求，在传统医科基础上探索建设具有中国特色的新医科体系，培养能够支撑健康中国建设、引领未来医学发展的卓越医学人才。探索新医科人才培养体系对于医学教育改革至关重要。医学教育从根本上决定着中国医疗卫生事业发展的深度、广度和高度。医学教育改革需要更全面的思考和更完善的体系建设，努力推动新医科人才培养从理念到行动的转变，培养满足健康中国需求的多层次卫生优秀人才，培养更多高素质、创新型、应用型卓越新医科人才，培育有道德、有担当、有作为的新医科人才，为人民健康事业做出更大的贡献。

随着我国国民经济的发展和人民群众生活水平的不断提高，人民群众的医疗健康需求不断增加，社会对新医科人才的需求也日益增加。首先，随着老龄化社会的到来，人们对医疗资源和服务的需求不断增加。根据国家统计局发布的数据，截至 2022 年年底，全国 60 周岁及以上老年人口为 28004 万人，约占总人口的 19.8%[①]。随着人口老龄化趋势持续加强，我国慢性病患病率持续上升，慢性病已成为中国居民的死亡主因。社会对具有系统的医学知识、临床技能和管理能力的医生的需求也越来越大。其次，科技的发展使得医学领域的技术和手段不断更新，对医生的专业知识和技能提出了更高的要求。例如，生物治疗、基因检测、遗传诊断等新技术的应用需要医生具备相关的科学知识和技能。因此，社会对新医科人才更加强调综合素质和学科交叉能力。此外，公共卫生事件也对医疗卫生体系和人才水平提出了更高的要求。需要大量的医护人员投入紧急救治和疫情防控工作中，需要更多的具有临床技能、应急能力、管理能力和公共卫生防控能力的综合型新医科人才。

（二）新问题

城市型大学是医学教育的新兴力量，在教学规模、专业设置、师资力量以及研究和教学资源方面与传统医学教育机构相比存在不足，在新医科人才培养方面面临着问题与挑战。

1. 医院资源欠缺：大部分城市型大学的医学院附属医院规模相对较小，医疗资源有限。这使得学生的实习和临床实践机会不足，难以获得充分的临床经验和技能训练。

---

① 2022 年民政事业发展统计公报［EB/OL］. https://www. mca. gov. cn/n156/n2679/c166200499 9979995221/attr/306352. pdf.

2. 师资力量不足：城市型大学在招募具备丰富临床经验的高水平教师方面面临较大困难。与国内领先的医学院和附属医院相比，城市型大学的高水平教师队伍相对薄弱，这会影响培养质量和学生的专业水平。

3. 研究和教学资源有限：相比综合性大学和一线医学院，城市型大学的科研和教学资源相对有限。这可能导致研究条件不足，教学设施未达到顶尖一流水平限制了学生的科研能力和学术发展。

4. 缺乏实践机会：城市型大学往往缺乏与大型医院合作的机会，难以提供多样化的实践机会。这使得学生在实践能力和实际操作方面存在一定的缺陷。

5. 人才流失问题：由于医疗资源集中在大城市和高水平医院，一些具有潜力的学生可能会选择离开城市型大学，进入一线医学院或进入大城市的医院工作，导致城市型大学的医学教育面临人才流失的问题。

6. 不能满足城市发展需求：随着我国国民经济发展进入新阶段，城市化进程加速推进。与国际大都市的城市型大学以及部分知名城市型大学相比，大部分城市型大学在吸引城市生源、培养高素质综合型新医科人才方面还不能满足所在城市建设发展的需求。

（三）新任务

1. 教学改革需求：医学教育在不断发展和改革，对教学方法和内容的要求也在不断提高。城市型大学需要跟上教学改革的步伐，更新教材和课程，引入新的教学模式和技术。

2. 跨学科应用能力：医学领域的跨学科应用需求越来越大，要求医学专业的学生具备跨学科学习和应用的能力。医学科学的完整性和特殊性应得到尊重。过去过于重视专业医学教育，而普通医学教育薄弱。因此，城市型大学需要努力培养学生的综合素质和跨学科交叉能力，以适应医学领域的发展和需求。

3. 社会责任和医德教育：随着社会对医务人员职业道德和社会责任的要求日益提高，城市型大学需要加强医德教育，培养学生的职业道德和社会责任感。

4. 科技应用和信息技术：随着医学科技的发展迅猛，信息技术在医疗领域的应用日益广泛。城市型大学需要加强对学生信息技术能力的培养，使他们能够灵活运用新技术和信息资源，提高医疗服务的质量和效率。

三、新时代城市型大学新医科人才培养的创新探索内容

（一）培养目标的创新探索

1. 倡导全人医学教育：传统的医学教育注重知识和技能的传授，而新医科

人才培养理念强调全人医学教育，注重培养医生的人文关怀、职业道德和团队合作能力。城市型大学新医科人才培养应坚持以学生为本、德育为先，坚持学生工作的制度化、规范化和科学化，重点培养学生的创新意识、实践能力和健全人格、健康心理，努力培养具有家国情怀、社会责任、卓越技术、人文关怀的一流医学人才。通过开设人文医学、患者沟通、职业伦理等课程，培养医学生的专业素养和人文关怀。进一步加强救死扶伤的医术、心中有爱的仁术、知识扎实的学术、本领过硬的技术、方法科学的艺术的教育，培养医德高尚、医术精湛的新一代人民健康守护者。

2. 强调综合实践能力：新医科人才培养理念注重培养学生的实践能力。除了传统的理论授课和实践实习，还应增加临床模拟训练、演习和实际患者沟通等实践环节，让学生能够在模拟场景中进行真实情境的训练，提高诊断和治疗能力。

3. 强化多学科融合：医学涉及多个学科的知识，新医科人才培养理念强调跨学科教育。医学院应与其他学科院系合作开设多学科的课程，培养学生的综合能力和跨学科思维能力，使其能够更好地解决具有复杂性和多维性的医学问题。

4. 强调创新意识和科研能力：新医科人才培养理念强调培养医学生的创新意识和科研能力。医学院应该鼓励学生参与科研项目和学术交流，开设科研方法和论文写作课程等，培养其科研能力和创新精神，提高解决实际问题的能力。

5. 注重个性化培养：新医科人才培养理念注重个性化培养，充分发挥学生的优势和特长。城市型大学医学院应该为学生提供多样化的培养途径，如临床、科研、管理等不同方向的培养，并根据学生的兴趣和能力进行个性化指导，帮助他们更好地发展和实现自己的医学梦想。

（二）培养模式的创新探索

1. 教学模式向混合式学习转型：混合式学习方式是指线上和线下学习相结合的教学模式。在混合式学习方式中，学生可以通过在线平台进行部分课程的学习和完成任务，同时也需要参加面对面的教学活动和实践。混合式学习方式具有多种形式，以下是几种常见的模式。

1）翻转课堂模式：学生在上课前通过在线平台学习讲授内容，然后在面授课堂中与教师和同学进行讨论和实践。这样能够更好地利用面授时间进行互动和深入学习。

2）线上学习+面对面辅导：学生通过在线平台学习课程内容，完成作业和学习任务。同时，定期安排面对面的辅导，教师对学生的学习进行指导并讨论。

3）实践与实习结合：学生在线学习理论知识后，在实践环节中应用和巩固所学知识。可以通过实验室实践、实地考察、临床实习等方式来加强实践。

混合式学习方式的优势在于能够充分利用线上平台的便利性和资源丰富性，使学生可以自主学习和自由选择学习进度。同时，面对面的教学和实践活动也能提供互动机会，有利于深入理解和能力培养。

对于医学教育来说，混合式学习方式能够帮助学生灵活安排学习时间，加强自主学习和自主能力培养。同时，结合面对面教学和实践经验，能够提供更好的临床实践机会，让学生在实践中巩固和应用所学知识。

2. 教学方法向以学生为主导转型：以学生为主导的学习方法是一种强调学生主动参与和自主学习的教学方式，旨在培养学生的学习兴趣、创造力和解决问题的能力。以下是一些常见的以学生为主导的学习方法。

1）项目式学习（Project-based Learning）：学生在教师的指导下，选择自己感兴趣的课题或项目，通过自主探究、实践和合作解决问题。这种学习方式注重学生的探索和实践，培养学生的解决问题和团队合作能力。

2）问题驱动学习（Problem-based Learning）：学生通过分析和解决实际问题来学习知识和技能。教师提供问题情境，学生组成小组进行讨论和研究，通过合作解决问题，培养学生解决问题和批判性思维能力。

3）社区服务学习（Service Learning）：学生通过参与社区服务项目，将所学知识和技能应用于实践中，解决社会问题。这种学习方式能够帮助学生了解社会需求，培养公民意识和社会责任感。

4）协作学习（Collaborative Learning）：学生在小组中合作学习，共同解决问题、讨论和分享经验。这种学习方式能够培养学生的团队合作、沟通和领导能力。

以学生为主导的学习方法强调学生的主动性和自主性，培养学生的创新思维和学习能力。教师在这种学习过程中充当引导者和指导者，提供适当的支持和反馈。这样的学习方式能够激发学生的学习兴趣和动力，促进他们的全面发展。

3. 教学考核向成果产出评价转型。

传统的教学考核通常以标准化考试结合实验、平时成绩进行综合测评。其中，标准化考试在测评中的占比最大。传统的教学考核方法侧重于考查学生对教学知识点的掌握情况，考试范围通常涵盖全部教学知识点，考核过程实际上为知识复现的过程。但这种考核方法并不能有效评价学生课程目标的完成情况，也不能很好地反映混合式学习的效果。

教学考核应坚持以学生学习成果产出为目标，在以教师为主导的建构式学习模式下，建立与之相匹配的形成性评价。在课程教学之前，明确课程目标、质量标准和达成途径，针对达成途径中产生的教学过程设计考核方式。通过学生学习线上慕课完成的测验和期末考试可以考查其对基本学科知识的掌握和运用情况，通过课堂研讨可以判断学生的知识发散能力和信息检索能力，通过课程论文或课程设计可以判断学生的综合应用能力，通过实验操作可以考查学生团队协作等综合素养，通过学生的项目选题和设计方案可以充分展现学生对工程与社会的关注。特别值得注意的是，教学过程中引入的信息化手段，非但不会为形成性评价带来障碍，反而可以为学业评价提供准确依据。当前，线上慕课平台的测试功能可以提供实时的学习反馈，多种学习 App 可以在课堂研讨环节记录学生的提问与回答情况，甚至可以给出特定教学环节的大数据分析结果。

通过更多地使用在线学习资源和评估，学生可以自主选择学习内容，灵活安排学习时间，并在自己的学习进程中获得及时的反馈和指导。同时，教师也可以更好地了解学生的学习情况，及时调整教学策略，提供个性化的支持和指导。这种学习方式能够提高学习效果，培养学生的自主学习和自我管理能力。

（三）培养路径的创新探索

1. 以患者为中心的医学人文素养的培养路径探索。

《关于加快医学教育创新发展的指导意见》强调，要培养有救死扶伤的道术、心中有爱的仁术、知识扎实的学术、本领过硬的技术和方法科学的艺术的新时代"五术"医学人才。基于新医科建设的大背景，城市型大学在培养新医科人才方面，应对照"五术"要求，结合时代特征、城市特质和学校实际，持续深化医学人文教育，培养以患者为中心的新一代大爱仁医。

1）以道德修养培养救死扶伤的道术：一要加强思想政治教育阵地建设，不断深化思想政治理论课的课程创新，让学生真正理解"敬佑生命、甘于奉献、救死扶伤、大爱无疆"的医学精神。二要推动思政教育特色化发展。坚持将"敬佑生命"的仁爱思想、"大医精诚"的价值追求、"悲天悯人"的人文情怀贯穿于人才培养全过程。三要充分挖掘课程显性、隐性的思政教育资源，通过微课、情景剧等，将时代使命、社会责任、人文精神、文化自信等融入培养全过程。

2）以传统文化培养心中有爱的仁术：医学是有温度的学科，也是离生命最近的学科。在新医科背景下，医学教育更需要强化人文教育。城市型大学可以通过构建文化育人体系，加强文化建设顶层设计，大力推行文化建设工程；结合医学院实际和医学生特点，通过优化校风学风，繁荣校园文化；以优秀传统文化和传统美德为资源，建立中华优秀传统文化与医德教育、医学人文教育深度融合的文化价值体系；丰富文化育人载体，要在优化以文化人、以文育人环境的基础上，拓展文化育人载体，教育引导医学生做心中有爱、医德高尚的"大医""良医"。

3）以专业知识培养知识扎实的学术：医学院要教育引导学生坚持不懈地潜心研究经典医籍，练就精湛的临床技能。一要坚持能力为重，不断深化教学内容、课程体系和教学方法改革，将思想政治教育、医学人文教育、职业精神培育三者有效结合并贯穿人才培养全过程。二要坚持学科交叉，积极推动基础与临床融合、临床与预防融合，尤其要加强临床医学与基础医学、生命科学、预防医学、药学及医学人文的融合。三要强化实践教学，突出全科医学理念培养，邀请临终关怀机构人员、医院临床医生、医学伦理课教师、辅导员和学生畅谈，前瞻性植入生命教育理念，引导学生在实践中感受救死扶伤的重要职责。

4）以实践活动培养本领过硬的技术：坚持"厚基础、宽口径、重实践、强能力、重应用、求创新"的原则，强调"早临床、多临床、反复临床"，实现医学生基础理论、医学知识、医德修养和临床实践的有效衔接。

5）以艺术教育培养方法科学的艺术：要积极构建"医学＋艺术"教育模式，将艺术教育有机融入新医科建设。充分利用城市型大学艺术类学科齐全的优势，开设艺术教育课程，针对医学专业特点，加强医学与艺术交叉学科建设，引导学生在活动中发掘人体之美、艺术之美，产生对生命的敬畏、对痛苦的悲悯、对价值的追求、对医学事业的理解。

2. 以胜任力为核心的临床综合能力的培养路径探索。

1）打破学科界限，整合教学内容。打破传统医前教育、基础医学、临床医学三段割据现状，建立多元融合的课程体系，加强课程内容和临床医疗实际的契合度；开发建设包括预防医学、心理学、灾难医学、医学人文、人工智能＋医学等课程；深化中西医结合，提供多样化的诊疗服务，科学融通中医思维和西医思维，探索中西医结合在医学教育与临床上的应用，将中医药课程列为本科临床医学类专业必修课和毕业实习内容；整合通识课程、基础课程、专业课程和线上线下课程以及校内外实践课程，创建一批内容协调、结构合理的一流课程。

2）架构全面知识体系，引入多元教学手段。重新整合临床医学专业授课内容，编写相应课程的教材，并依托"互联网＋"、虚拟仿真实训平台等先进技术实现学生对临床知识体系的全面架构。运用"以器官系统为中心"的教学理念，实施模块化教学，引入基于案例的教学模式、基于问题的学习模式、以团队为基础的学习模式、研究型教学模式等多种教学形式，创建贴近临床实际的教学环境。采用启发式、讨论式、互动式、案例式、研究式等教学方法，营造开放式的教学环境，重视培养学生理论与实践相结合的能力，提高学生对知识的整体掌握水平。

3）重视临床实践，倡导团队合作。新医科人才培养的核心是培养复合型拔尖创新医学人才。复合型拔尖创新医学人才的基础和核心能力是临床实践和操作能力。因此，新医科人才的胜任力培养应从医学生临床实习实践开始，利用线上线下教学资源，为医学生提供充足的临床实践机会和平台，着重提高医学生的综合临床实践能力。同时，新医科教育不应将医学教育局限于个体，而是应着重培养医学生的团队协作和沟通能力，使之能够在团队中与其他医务人员和管理人员有效合作，提供高品质的综合医疗健康服务。

3. 以创新能力为焦点的终身学习体系建设探索。

随着科技的进步与创新，医学从依靠经验和实验的传统医学，逐渐发展为应用人工智能、大数据、生物医学工程等新技术的现代医学。不同的学科相互碰撞，在交叉创新的逻辑中形成新的研究手段、临床诊疗新方法以及新的理论突破。为强化医学生创新意识，以解决临床实际问题为导向，激发学生科研兴趣，使其主动应用多学科知识探索问题的本质，主动思考，不断尝试形成解决问题的新思路、新方法。围绕创新能力的提升，城市型大学应建立从医学生到新医科专业技术人员的全链条、全周期的终生教育模式，从学历教育到能力教育，从临床实践技能学习到科研创新能力的学习，从毕业后教育到继续医学教育，让医务人员始终保持对最新知识和技能的学习和更新，提高个人和行业的整体专业技术水平和创新能力。

第二节　基于新时代多维需求的城市型大学新医科人才培养策略探索

一、新时代与新医科

（一）新时代的多维内涵

当前，我国社会发展进入新时代。我们要在新的历史条件下继续夺取中国特色社会主义的伟大胜利，实现全面建成小康社会，并实现中华民族的伟大复兴。在科学技术领域，第四次工业革命正在开创人工智能的新时代，人工智能、大数据、5G等科技创新深刻地影响着社会生活的方方面面。在社会文化领域，随着社会文化的多元化发展以及互联网信息技术带来的文化快速、广泛传播，人们的价值观发生着深刻变化。由此，新时代为医学的发展带来了更多机遇，同时也产生了更多元的需求。

（二）新时代的多种需求

卫生健康现代化是中国式现代化的重要内容和必然要求。我国医学发展正迈向"医学＋X"的新医科时代，人们的健康观、医学观等正发生着深刻变化。人们从教育、产业发展、健康等维度对未来医学的发展提出了新的需求。

1. 发展需求：大健康产业发展趋势呼吁复合型医疗人才。

随着我国社会经济的发展，人们对高水平医疗卫生服务的需求越来越迫切。健康是衡量经济社会发展和人民幸福的重要指标，在"生物－心理－社会－环境－工程"的大健康医学模式下，现代医学的发展需要充足的、高素质的医务人员予以保障。医学教育关乎卫生和教育两大民生工程，为了满足社会的发展和人们对健康的需求，医学教育需要做出相应的改革。面对新的健康需求和新时代医学人才培养要求，医学教育需要培养一批适合社会发展的医学专业人才，为我国实现全民健康提供坚实的人才保障。

2. 教育需求：新时代的医学教育肩负传承与创新的使命。

新时代的医学教育在推动中国式现代化中扮演着举足轻重的角色，发展医学教育，培养社会主义卫生事业的建设者和接班人，为中国式现代化创造安全的发展环境。医学教育为健康中国战略提供了坚实的医学人才基础，将健康教育纳入国民教育体系，有助于传播健康知识、提升健康素养。同时，健康中国战略的提出与实施为医学教育的发展提出新的时代要求，对促进医学教育改革、提升人民健康水平、改善医患矛盾具有重要的现实意义。

3. 健康需求：百姓健康新理念催生多元化、高端化医疗服务需求。

随着健康中国发展战略的加快推进，人民群众对健康服务的需求日益增长，对卫生健康行业建设发展提出了更高要求。根据《2021 年我国卫生健康事业发展统计公报》，城乡居民对基本医疗服务需求不断增加，基层医疗机构诊疗 45.2 亿人次，与上年比较，增加 1.3 亿人次。此外，随着经济文化的发展，百姓的健康观念发生了变化，对医疗服务提出了更加多元和高端的需求。

（三）新时代下的新医科

新医科是国家在新一轮科技革命和产业变革背景下提出的"四新建设"内容之一，是习近平新时代中国特色社会主义思想在医学领域的实践，是构筑健康中国、提升全民健康力的重要基础。新医科要求医学发展要适应新时代科技革命的发展，优化医学教育理念和体系，构建"医学＋工科""医学＋理科""医学＋文科"等多学科交叉融合的新型学科模型，并推动新一轮的医学教育改革和人才培养模式创新。

二、多维需求背景下新医科人才培养的机遇与挑战

为了未来的临床医学生能够适应国家和社会发展的需求，我国临床医学专业本科人才培养也要紧紧围绕健康中国战略的指导思想，坚持把服务中华民族的伟大复兴作为医学教育的重要使命。健康中国战略对医学人才培养提出了更高的要求，促使高等医学教育不断信息化、综合化和全球化。

科技的进步给人们的生产生活带来了深刻的变革，一系列前沿技术在医学领域的融合应用将医学带入智能医学时代，为疾病的诊断和治疗带来了极大的帮助。以医学信息可视化为例，二维平面医学影像是当今临床使用最广泛的信息载体。医生需要接受多年训练和学习，才能读懂 CT、磁共振、超声等影像检查结果，从而将看到的二维平面影像在脑海中形成立体影像。如今影像技术的进步，让我们能够直接在三维空间观察三维立体的人体结构、病变等，可以让我们获得更全面的医学信息，甚至改变传统的认知方法。

智能医学的崛起将改变医疗手段甚至医疗模式，成为医学创新和改革的强大动力，为医学教育带来更多的可能性。"医学＋科技"的交叉学科建设正在蓬勃发展。2018 年年初，教育部批准设立我国第一批智能医学工程本科专业，至今全国已有 60 多所高校相继开设智能医学相关专业，极大地推动了我国智能医学"产学研用"全方位、实质性发展，初步实现了医学与多学科交叉融合的构想。

《"健康中国 2030"规划纲要》《关于加强医教协同实施卓越医生教育培养计划 2.0 的意见》《关于加快医学教育创新发展的指导意见》等文件，推动了我国医学教育快速发展。面对实施健康中国战略的新任务、世界医学发展的新要求，我国医学教育还存在人才培养结构有待优化、培养质量有待提高、医药创新能力有待提升等问题。

综合性大学在构建有机合作平台，强化医科与工、理、文、管学科交叉融合，打造涵盖生物、化学、药学、医学的"大医科"方面有天然优势。以成都大学为例，2021 年 4 月，成都大学临床医学院与法学院正式签署战略合作协议，共同探索"新文科、新医科"建设背景下，学科交叉、专业融合的医务社会工作人才培养新模式。综合性大学应依托学科交叉融合的趋势，重点围绕公共卫生应急管理、大数据与人体健康、医务社会工作实务体系的构建、医学与食品卫生、体育等领域交叉学科，提高医学生的综合能力，培养高质量复合型医学人才，更高质量地服务"健康中国"建设。

三、城市型大学新医科人才培养的典型案例

我国城市型大学普遍办学历史较短，应结合城市特征和学校特点，找准自身定位，按照"以服务谋发展、以贡献求支持、以合作促共赢"的办学思路，在新一轮科技革命和产业迭代、健康中国发展战略的背景下，积极探索和实践新医科人才培养。以深圳大学、宁波大学、青岛大学、大连大学、江汉大学为代表的城市型大学，在新医科人才培养的探索实践中形成了各具特色的医学人才培养模式。

（一）深圳大学——"一体两翼新引擎"创新人才培养模式

深圳大学于 2008 年 12 月获批开设临床医学专业，同年成立深圳大学医学

院。2013 年 4 月，为整合学科资源、优化学科布局，组建了深圳大学医学部。深圳大学医学教育起步较晚，但学科发展速度较快。国家一流本科专业建设点 2 个（生物医学工程专业、临床医学专业），临床医学学科进入世界 ESI 排名前 5‰[①]。

深圳大学立足深圳，以培养适应粤港澳大湾区未来发展的探究－前瞻型复合医学专业人才为目标，探索建立了"以胜任力为导向"的"一体两翼新引擎"创新人才培养模式（图 5－1）。一体为基于医学知识和临床技能提升的"器官－系统融合"的课程体系。打破传统学科界限，实施"器官－系统"模块式教学，加强学生融合运用所学知识的能力。左翼为提升学生职业素养的医学人文教学体系。深圳大学成立医学人文中心，开展理论研究、人文活动和环境建设，构建融入医学教育全程的人文素质教育体系，实现科学教育人文化与文教教育科学化的有机统一；右翼为提升学生创新能力的科研创新能力训练体系。通过基础医学创新实验、一对一本科生导师、临床和社区走访等培养学生创新意识和科研素养、群体健康意识。新引擎为基于信息管理的医－工跨学科交叉融合体系。临床医学专业设"卓越班"，开设生命与健康 PBL、人工智能与智慧医疗等特色融合课程。深圳大学通过课程体系和教学改革，建立了素质教育内涵与知识传授、技能培训、态度养成相统一的教育体系。

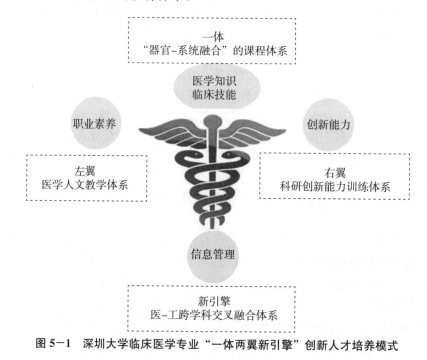

图 5－1　深圳大学临床医学专业"一体两翼新引擎"创新人才培养模式

---

① https://med.szu.edu.cn/Item/543.aspx.

（二）宁波大学——校地合作，协同育人模式

宁波大学医学部前身为医学院，创建于 1998 年，2022 年 11 月提升为医学部。学部拥有五年制临床医学、预防医学、口腔医学本科专业 3 个，四年制药学专业 1 个，本科临床医学专业（英语授课）来华留学生项目 1 个，临床医学拔尖创新班项目 1 个；拥有 1 个临床医学一级学科学术型博士点，临床医学、公共卫生与预防医学、基础医学等 3 个一级学科学术型硕士点，临床医学、公共卫生学、药学等 3 个专业学位硕士点。

作为宁波地区唯一一所双一流建设高校，也是唯一一所博士学位授予单位，宁波大学在服务宁波城市发展的同时，也善于汇聚办学资源，拓展办学空间，积极开展校地合作，抢抓医学发展机遇。在宁波市委市政府的支持下，开展"医学高峰"计划，超常规推进宁波大学医学部创新发展，使得宁波大学在办学条件上有极大提升。2023 年 8 月，宁波大学医学部（本部基地）综合大楼动工建设，规划建设实验教学楼、科研楼、实验动物楼和综合服务楼，主要用于本科生基础教育，定位为"宁波大学医学教育教学科研中心"。同时，宁波大学将生物医药与医学教育深度融合，探索与企业建立联合培养人才的合作关系。宁波大学医学部与宁波生物医药领域龙头企业——海尔施生物医药股份有限公司签署合作共建协议，共同打造"海尔施班"，推进药学专业、临床检验专业、生物医学工程专业的建设。具体内容包括培养药学专业学生；联合组建"产学研用"融合型新药研发队伍，培育和引进药学专业、临床检验专业及生物医学工程专业高层次人才；用"高校+企业"合作模式推进具有完全自主知识产权的候选药物的研发，建设高级别产业学院、重点实验室或工程技术研究中心等。

（三）青岛大学——"德育为先、能力为重""文医渗透、理医结合"的人才培养模式

青岛大学医学教育与青岛市相伴而生，历史渊源可追溯到 1909 年成立的青岛高等专门学堂，也称德华高等专门学堂。1956 年，山东大学医学院独立建院，成立青岛医学院。青岛大学医学院现有临床医学、医学影像学、医学检验技术、口腔医学、预防医学、药学、护理学、生物技术等 8 个本科专业，临床医学是国家级特色专业和省级重点专业。

临床医学专业本科教育有五年制（卓越医生）、"5+3"一体化（含"5+3"年制）两种培养模式。青岛大学构建了"通识教育+专业教育+多元实践""德育为先、能力为重""文医渗透、理医结合"的新型人才培养模式。一是推进基础与临床融通的整合式"5+3"临床医学教育改革。构建"5+3"一体化的人才培养体系，将 5 年制临床医学本科教育与 3 年临床医学硕士专业学位研究生教育

或 3 年住院医师规范化培训有机衔接。学生第 S1—S10 学期主要完成课程学习，打下坚实的科研基础，并通过见习、实习在一级学科范围系统接触临床学科，第 S11—S16 学期进入二级学科培养，进行科研训练并完成国家住院医师规范化培训并轨培养。在课程设置上，专业课程体系由通识教育课程、专业基础课程、专业核心课程、多元/实践教育课程和集中实践课程构成。通识教育课程分为通识教育必修课程和通识教育选修课程；专业教育课程由专业基础课程、专业核心课程组成；多元/实践教育课程属于专业拓展课程，由本专业选修课和其他专业的专业课组成；集中实践课程主要是专业实习和社会实践等。临床技能实践教学体系主要包括人文精神培养、临床基本技能训练和临床岗位技能训练三个模块。此外，还增加了早期接触临床实践、社区卫生服务实习、医学导论、名师讲座、医患沟通等课程。二是建立了"产学研"协同育人机制。探索临床医学专业"产学研"合作形式和机制、制订"产学研"合作框架方案；建立校医合作、校企合作、校校合作、学研协同的"产学研"项目，实现"产学研"各方的"资源共享""优势互补"。三是定期举办学术会议及学科前沿讲座，将科研成果融入课程，科研资源转化为教学资源。四是提升教师科研能力，促进教学水平提高。以教学案例的方式将教师的科研成果融入教学内容中，进一步更新和完善课堂教学内容，提升教师科研能力，提高教学质量。

（四）大连大学——"大综合、小规模"精细化培养模式

大连大学是大连市唯一一所市属综合性大学，现设临床医学、口腔医学、护理学、中药学和医学检验技术等 5 个医学类本科专业，医学检验技术和临床医学为国家一流专业建设点，口腔医学为辽宁省一流专业建设点。临床医学专业 2011 年获批一级学科硕士学位授权点，2015 年通过教育部临床医学专业认证。

"大综合、小规模"是临床医学专业的突出优势。基于此，打造了综合素质教育特色和"精英式"专业教育特色，即利用综合性大学的多学科、多课程、创新教育资源和文化优势，突出综合素质教育；基于充足教育资源与小规模招生的特点，打造"精英式"、精细化的专业教育特色。在课程建设方面，在"以学生为中心""成果导向"等先进理念的指导下，聚焦"立德树人"，突出能力素质，融入思政元素，建立混合式教学法，不断致力于课程建设的系统研究和设计优化。同时，依托综合性大学多学科优势，促进理、工、医的相融互补和科研资源的共享。

（五）江汉大学——需求导向，"订单式"培养模式

江汉大学立足武汉，服务湖北，面向全国，开办有临床医学、口腔医学、针灸推拿学、药学、护理学、医学影像技术等 6 个本科专业，其中，临床医学为武

汉市重点学科。江汉大学医学教育应用性特色明显，致力于服务地方建设与发展。为缓解武汉地区全科、儿科、妇科、精神科医生紧缺状况，江汉大学在全省率先开办了全科医学、儿科医学本科专业教育，并新开或扩招了精神、妇产、麻醉等专业领域的研究生教育，为武汉区域医疗卫生事业的发展起到"强基层""兜底""补缺"的作用，实现了医学人才培养差异化、特色化发展。

江汉大学医学院按照应用性、创新性、国际性人才培养目标，融汇资源优势，着力培养符合社会需求的高素质可持续发展的医学人才。临床医学专业开设临床医学（普通班）、临床医学（实验班）、临床医学（全科医学班）、临床医学（儿科医学班），实行"2.5＋2.5"的医学教学模式。学生前2.5年在学校本部接受基础医学课程和通识课程教育，后2.5年到教学基地进行临床课程学习、见习及实习。临床医学（全科医学班）是武汉市在2012年被确定为全国全科医生服务模式改革试点城市后，江汉大学为响应改革、服务城市医疗卫生事业发展而开设的。2014年，武汉市卫计委（现武汉市卫生健康委员会）与江汉大学签订协议组建临床医学（全科医学班），实施"订单式"人才培养模式。武汉市卫计委为全科医学班学生承担在校5年的学费，学生毕业后将去往社区卫生服务中心担任全科医生，服务期限5年以上，以缓解武汉市基层医疗机构服务水平较低、基层医疗卫生人员老化等问题。

四、基于新时代多维需求的城市型大学新医科人才培养策略

（一）以"立德树人"为根本，探索创新医德培育体系

"生命所系，性命相托。"这是医生所感受到的沉甸甸的信任。医德高于一切技术和理论知识，是医者的基本素养。在培养新医科人才的过程中，将"立德树人"作为根本，注重培养医学生的道德、仁术、学术、技术和艺术，将思想政治教育融入医学课程中，这是培养新医科人才的首要任务。

将思想政治教育元素和医学课程体系的创新相结合，强调"立德树人"的根本要求，构建以人文教育和思想政治教育为特色的课程体系，建立"有结果导向的医学教育"培养体系，将职业精神和专业能力培养贯穿始终，从顶层设计到具体实施的全过程培养方案。始终坚持社会主义办学方向，将社会主义核心价值观融入人才培养全过程，弘扬中华传统美德，培育社会公德；将人文教育融入理论和实践教学体系，构建由专业思政课程、健康人文教育、文化通识教育组成的人文素质教育体系，提升医学人文和职业道德素养；通过多维课程设计、典型案例示范与英模言行感染等方式，将思想政治教育元素有机融入课程体系，实现课程思政与思政课程同向同行、产生协同效应，在知识传授、能力培养中提升政治品

德和职业道德，引导医学生树立正确的世界观、人生观、价值观；大力弘扬"大医精诚""医者仁心""敬畏生命"等职业精神，积极营造"崇医、爱医、敬医"的文化氛围，实现全员全过程全方位的文化熏陶；开设医德课程，使医学生充分认识到高尚医德的重要意义，系统掌握社会主义医德的基本理论与基本要求，在学习和实践中自觉地以医德准则要求自己，不断提升医德素养水平。

在基础学习阶段，以课程培养为主，同时开设入学教育，组织医学生宣誓、参观校园医学名家塑像等活动，将职业精神的种子深深植入心中；在课间见习和毕业实习阶段，将课程知识具体落地，尽早让医学生接触临床实际场景，面对临床实际问题，与临床学科专家接触，尽早培养"临床实际问题（现象）＋基础学科解释（本质）"的思维模式。同时，在接触患者的过程中，我们不仅要注重科学精神的培养，也要加强人文精神的感染力。

在我国的医疗卫生事业中，医生作为与患者直接接触的"情感共同体"，其是否具备高尚的人文精神对患者而言至关重要。新时代的医学生作为医疗卫生事业发展的后备力量，承载着更加崇高和艰巨的历史使命。同时，时代和社会也对医学生提出了更高的要求，希望他们能够强化人文精神。在医疗卫生事业持续发展的背景下，新医科人才扮演着重要的角色。他们将成为未来的医生、护士和其他医疗人员，为社会提供医疗服务。这项工作不仅需要专业的医学知识和技能，还需要具备高度的责任感和使命感。医学生要明确自己的历史使命，时刻牢记自己服务人民健康的责任，为人类的福祉贡献自己的力量。医学生需要具备人文关怀和同情心，尊重患者的人格和尊严。在临床实践中，他们要关注患者的身心健康，给予他们温暖和关怀。只有在具备专业知识和技能的同时，能够关注患者的身心健康，才能真正成为一名合格的医护人员。

（二）以"健康中国"为目标，探索新型人才培养体系

新医科建设提出了对现代医学教育的新要求。新医科的理念、内涵、模式和技术都需要与传统医学有所区别。以国家需求为导向、以自身综合性大学的优势学科为出发点，面向未来调整医科人才的培养策略。新医科强调不同学科之间的融通，将精准医学、转化医学、人工智能和大数据等新领域整合到医学教育中。通过交叉融合和课程结构调整，培养具有创新精神的复合型医学人才，以满足社会对医学专业发展的新需求。

在新医科背景下，以"健康中国"为目标，矢志用科技力量守护人民生命健康，探索新型人才培养体系。一是在宏观层面，加强人才培养顶层设计，优化学科、专业分类及布局，以重大疾病发病机制、转化医学研究等为导向，加强基础医学、全科医学、儿科学、精神科学等学科的专业人才培养；改革学制、学位和培养类型及质量结构，推进院校、学科、专业、学制、学位及考评等一体化改

革。二是在院校层面，更新人才培养理念，优化人才培养目标定位，修订人才培养方案，改革教学内容及教学保障体系，加强师资队伍建设，优化育人环境氛围，不断提升人才培养的质量和效益。加强教师"立德树人"意识，运用思政和人文教育培养学生医学人文精神，形成仁爱、爱人的观念和品格，奠定医学职业道德的基础。同时，科学评估城市型大学师资队伍，根据学科发展需求适时引进高层次国际人才，持续探索人才培养国际合作新形式。在学生层面，建立以学生为中心的开放式、研究型、智能型的实验教学中心，促进学生自主学习和主动实践探索。

自主学习是一种现代化学习方式，可以有效地帮助学生达到新的学习目标。培养自主学习能力对整个职业生涯都非常重要。在课堂教学中，以提高学生自主学习能力为目标，让学生在教师的引导和帮助下积极主动、创造性地学习，培养学生适应新时代要求的能力，树立终身学习的理念。为此，可以采用分课程、参与式教学法和问题导向学习等多种教学方法，结合协作式学习、个性化学习和小组讨论等教学形式，激发学生的学习积极性和兴趣，使其参与学习的全过程。在考核评价方面，结合学生自主评价和教师评价，注重形成性评价，从多个角度全面评估学生的学习情况。

加快基于器官-系统的基础与临床整合式教学改革，研究建立医学生临床实践保障政策机制，加强临床实习过程管理，以能力为导向改革学生考试评价。建立早跟师、早临床学习制度，将师承教育贯穿临床实践教学全过程。加强临床教学的组织机构和管理队伍，优化临床科室设置，设立教学门诊和教学病床等多元化的临床实践教学，推进医学生早临床、多临床和反复临床。巩固临床基础医学知识，培养学生的临床思维和实践能力，将附属医院作为新医科人才培养的主阵地。

（三）加强科技创新能力培养

新医科人才培养应满足科技创新"四个面向"战略部署要求，即面向世界科技前沿、面向经济主战场、面向国家重大需求、面向人民生命健康。医学教育应主动对接国家发展新战略、创新驱动新趋势、科技革命新态势、产业革命新变革和医学发展新要求，创新教育模式，培养有灵魂、有温度的卓越医学创新人才。医学教育需要对传统医科进行全面反思和"守正创新"，以寻求自身的新发展，培养"医科+X"创新型、复合型、高层次医学人才。

当今时代，以人工智能为代表的新一轮科技革命推动医学发展进入新阶段，其创造力和影响力给医疗领域带来了一次全方位变革，对人类生产模式、生活方式和价值理念产生深刻影响。新医科应抓住新一轮科技革命的机遇，加大人工智能、大数据等科技创新成果在医药卫生领域的转化和应用，使更多科技创新成果造福人民健康。面对科技革命和产业革命所带来的新潮流、新领域和新方向，我们不能停滞不前，应在识变、应变、求变中实现医学教育的深刻变革，走出一条符合时代发展潮流和变革要求的医学发展新路。为此，可发挥综合性大学学科综合优势，建立"医学＋X"多学科交叉融合平台和机制。围绕生命健康、临床诊疗、生物安全、药物创新等领域，建设临床诊疗、生命科学、药物研发高度融合的医学与人工智能、材料等工科以及生物、化学等理科交叉融合的创新基地，实现"产学研"融通创新，以基础研究支撑临床诊疗创新。

提升新医科人才的科技创新能力：一是转变教学流程，由以教为中心转变为以学为中心，教师从知识的传授者转变为学生学习的引导者和学生发展的促进者；积极采用启发式、研讨式、案例式教学方法，引导学生主动学习、自主学习，大力提升医学生的参与度和获得感。还可以采用其他方法来增强学生的参与度和获得感，如使用多媒体教学工具、开展实践性教学活动、鼓励学生提问和参与课堂讨论等。通过这些努力，可以激发学生的学习动力，提高他们的学习兴趣，使他们更加主动地参与学习，获得更好的学习效果。二是积极举办创新创业大赛，通过定期或不定期邀请校外创新创业专家来校举办讲座等形式，鼓励和引导医学生参加各级各类创新创业大赛，通过参与大赛完善创新创业项目，提高医学生的创新能力。

（四）培养多学科知识和宽阔的视野

在人才培养模式中，课程体系的构建是人才培养的基础。在新医科背景下，课程体系的建设核心是各学科之间的交叉融合和创新。为了应对学科专业过度分化而带来的人的片面化发展问题，需要强化系统整合思维能力的培养。未来"医学＋X"时代的医学人才不仅需要"对口专业"能力，更需要"跨界整合"思维能力，以更好地整合利用工、理、文等多学科知识为人类健康服务。

城市型大学具有自身独特优势，新医科人才培养应对接国家重大战略需求，聚焦本地区人民健康需求，围绕生命科学前沿研究，按照"医学＋X"的发展思路进行。因此，在基础课程融合和创新中，形成"医学＋X"的新的基础课程体系，建立新型整合医学课程，同时探索新型工、理、文、管课程在新医科背景下的作用。在新医科背景下，医学人才培养模式应该包括主修的整合医学课程和辅修的工、理、文、管科课程。这两者的教学应相辅相成、相互补充。整合医学课程将为医学生提供医学的基础知识和技能，培养其临床医学专业能力。而工、理、文、管科课程则将为医学生提供跨学科的知识结构和广阔的全球视野，培养其创新力和引领科技发展的能力。为了实现这一目标，需要在医学院内部和校内不同院系之间建立多方协同参与的教师和教学管理队伍。这些教师和管理人员应具备跨学科的背景和能力，能够协同合作，共同制订整合医学课程和理工科课程的教学计划，并确保教学质量和学生的学习效果。最终，通过这样的医学人才培养模式，培养出具有扎实基础、高超医疗技能、跨学科知识结构、广阔的全球视野和创新力的新医科人才。这些人才将能够适应医学领域的快速发展和变化，引领科技发展。

新医科的发展需要先进的医疗设备等支撑硬件，以及新医科技术的创新人才参与的理工科平台机构。因此，新医科的课程体系需要区别于传统医科。可以选择与科学前沿关系密切的关键课程来引导医学生，分析新理科、新工科课程理念对新医科医学人才培养的影响，以及对社会发展需求的影响。同时，积极引导医学生关注这些课程对社会发展的助力和新兴的科研技术的社会效应，寻找与医学结合的创新点。

目前综合性大学的医学交叉学科发展规模已然不小，据教育部公布的《学位授予单位（不含军队单位）自主设置二级学科和交叉学科名单》（以下简称《名单》）显示，截至2022年6月，已有59个学位授予单位自主设置了120个医学交叉学科。

北京大学、清华大学等高校均已经较早开始进行"医学＋X"或"X＋医学"的交叉探索，将其他学科门类的雄厚实力与医学教育融合，实现"强强联合"。继开办医学院之后，设立医学交叉学科已成为综合性大学提升整体实力的重要途径之一。

以四川大学为例，四川大学的再生医学是基于生物学、临床医学、基础医学及药学形成的交叉学科，整合基础与临床等多方面的资源，研究和创建调动组织自我修复能力、促进衰竭器官再生的理论与方法。

除了教育部学位授予的交叉学科，各地医学院也创新发挥自身优势，强化医科与工、理、文、管学科交叉融合，打造涵盖生物、化学、药学等的"大医科"。以西南地区的成都大学为例，依托学科交叉融合的趋势，重点围绕公共卫生应急管理、大数据与人体健康、医务社会工作实务体系的构建、医学与食品卫生等交叉学科，保障区域医疗卫生事业发展。医学中心以大学生双创工作室的建设为抓手，积极探索新医科建设。

新医科要通过突破传统医学学科的自我设限和学科边界，打破学科藩篱与"围墙"，加强学科融合与创新，多方位、多渠道促进多学科交叉融合。基于生物信息学在医疗领域中的重要作用，增加计算机科学、生物学、统计分析、数据处理等的学习，实现学习向信息技术领域适当倾斜，加强医学与理科、工科、生物信息和大数据等新兴领域的联系。新医科医学人才的培养并不要求医学生必须掌握新一代技术革命前沿领域的核心技术，而是需要掌握相关学科的基础知识，预测未来医疗领域的工作环境。为了应对各种重大疾病防控挑战，需要培养各学科协调发展的创新型、应用型、复合型优秀医学临床人才。因此，在新医科背景下，课程体系的建设核心仍然是各学科之间的相互交叉融合和创新。

未来"医学＋X"时代的医学人才不仅需要"对口专业"能力，更需要"跨界整合"思维能力，以更好地整合利用工、理、文、管等多学科知识为人类健康服务。为此，应推进人才培养体系的系统整合再建，特别是在学科专业层面推进医学与人文、医学与工程、医学与人工智能等的整合建设，在课程层面推进基础与临床、正常与异常、理论与实践等的整合再建，在教学方法层面推进线上与线下、课堂与课外、科研与教学等的整合改革。通过医工多学科交叉融合和创新，破解高端医疗装备前沿领域科学难题，为我国高端医疗装备自主创新和自主可控提供人才储备和技术支撑，引领我国科技进步和创新健康中国建设。

针对肿瘤、神经系统疾病、呼吸系统疾病、心血管疾病等重大疾病的全疗程精准诊断中的重大需求，围绕超声影像、标志物检测以及心电诊断等领域，开展一系列前沿研究，研制高端彩超、高性能生物标志物与特异性细胞检测、心电图人工智能诊断等诊断仪器与装备，推动高端医学诊断装备的国产化。

立足大数据与人工智能学科前沿，结合未来医疗体系向智慧医疗发展的必然趋势，聚焦重大疾病筛查、公共卫生事件防控、医学教学与科研、临床医疗全过程数字化，以及药房的智能化等，开展多源医用数据信息的集成与融合、医用大数据挖掘与深度学习、融合医用大数据的物联网等医用人工智能大数据平台的研究，为符合国际标准的专科临床数据库、科研协作平台以及手术室的数字化和智能化建设提供技术支撑。

第三节　新医科背景下城市型大学卓越医学人才培养探索

一、新医科人才培养背景

2016 年，习近平总书记在全国卫生与健康大会上强调"把人民健康放在优先发展的战略地位"，正式提出"大健康、大卫生"理念，同年，中共中央、国务院下发《"健康中国 2030"规划纲要》，实施健康中国战略。基于此，国务院办公厅先后下发《关于深化医教协同进一步推进医学教育改革与发展的意见》《关于加快医学教育创新发展的指导意见》，明确提出要以"四新建设"引领医学教育创新发展。新医科是构筑健康中国的重要基础。创新是新时代医学教育改革发展的生命线。2018 年，教育部、国家卫生健康委员会、国家中医药管理局下发《关于加强医教协同实施卓越医生教育培养计划 2.0 的意见》，全方位推进医教协同育人，深化拔尖创新医学人才培养改革，促进信息技术与医学教育深度融合，建设中国特色、世界水平的一流医学专业，培养一流医学人才，服务健康中国战略建设。

城市型大学因其行政隶属的特殊性，其办学目标和专业设置紧扣城市的政治、经济、文化、社会发展需要，是以培养一线工作者为教学目标，以应用研究和技术开发为科研方向，以学历教育与非学历教育、职前教育与职后教育、阶段教育与终生教育为主的综合性地方大学。城市型大学学院多、学科广，涵盖广泛的学术领域，如理工科、人文社科、医学、艺术等，集聚了丰富的研究资源，包括图书馆、实验室、科研中心等，为医学生发展提供了良好的学术环境和条件。依托城市型综合性大学学科门类齐全、教学资源丰富、师资力量雄厚等优势，可更好地将其他学科、课程合理融入医学教育，实现"医学＋X"的深度融合。医学生可以接触到更多的医疗机构、专家和先进设备，更容易与当地的产业和企业合作。

二、具体举措

（一）优化医学教育布局，统筹地方医学院发展规划

1. 考虑地方的具体情况和资源分配，制定相应的规划和政策。

1）资源整合与协同发展：将区域内其他医学院的资源进行整合，建立联合实验室，共享科研设备和图书馆资源等，促进资源的共享和协同发展，提高教学和科研水平。要根据各医学院的特长和优势，合理分工，明确各院校专业设置与定位，避免重复建设和竞争，形成互补发展的格局。可以在某些医学院设立特色专业，培养相关领域的人才。

2）提升师资队伍水平：招聘和培养具有丰富教学经验和专业知识的优秀教师，建立完善的师资培养机制，鼓励教师参与教学研究和学术交流活动，提高教师的教学水平和科研能力。

3）优化课程设置：根据医学教育的需求和趋势，结合国内外先进经验，优化课程设置，注重培养学生的创新思维、实践能力和团队合作精神，提供多样化的选修课程和实习机会。

4）加强实践教学：重视实践教学的设置，建立与医疗机构合作的实践基地，让学生参与到真实的医疗工作中，提升他们的临床操作能力、人际交往能力和问题解决能力。

5）强化科学研究：鼓励学校和教师积极开展科学研究，支持教师申请科研项目和参与学术会议，提供充足的科研经费和实验设备，培养学生的科研意识和动手能力。

6）建立国际合作与交流平台：积极开展国际交流与合作，与国外优秀医学院建立合作关系，开展师生互访、联合培养项目等，引进国际先进教育理念和技术，提升医学教育的整体水平和国际竞争力。

7）加强质量监控与评估机制：建立健全教育质量监控与评估机制，定期对教学工作进行评估和反馈，及时发现问题并采取相应的改进措施，保证教育质量的持续提升。

8）增加资金投入和政策支持：增加对医学院的资金投入，提供良好的办学条件和教学设施，鼓励医学院进行创新教学和改革实践。同时，政府可以出台相关政策，给予医学院更多支持，吸引优秀人才和资源。

2. 在地方建设完整的医学教育人才培养梯队。

重点建设具有博士学位授权点的医学院，引领地方医学教育的发展，率先开展新医科建设，探索具有本地特色的医学人才培养模式。综合性大学发挥多学科联动优势，独立设置的医学院可选择与新医科相关专业院校合作，通过政策鼓励、协调把控等方式，推动学科交叉融合，鼓励参与教育教学，促进"医教产研"的协同发展。探索将人工智能、生命科学、云计算等非医学专业跨专业进行融合的教育教学模式，打破学科壁垒，为其他独立医学院提供国家级精品课程指导教学，开展线上直播/录播课程，实现"以生物医学科学为主要支撑的医学模式"向"以医文、医工、医理、医X交叉学科为支撑的医学模式"的转变，构建一个医、文、工、理协同共建的中国特色新医科人才培养体系。

对具有硕士学位授权点的医学院，打造区域医疗建设集群，根据当地医疗卫生现状，合理规划医学院各专业医学生招生规模、地区布局、分层发展等，引领各地方医院及医学院协同发展。各院校应积极优化资源配置，构建多元交叉的师资队伍和育人平台，以临床需求为牵引，优化配置校内、校外师资力量，通过建立"目标引领、学校推动、学院实施、部门协同"的规划，完善资源配置和相关部门之间的沟通、联络机制，制订医学研究生培养周期可细化、量化的培养方案。新医科背景下医学生的培养应将岗位胜任力贯穿院校教育、毕业后教育和终身教育全程，进而推动医学教育质量的提升。

对具有本科学位授权点的医学院及医学专科院校，注重提高教育教学质量，深化教育教学内涵，致力于满足地方医疗需求。本科生阶段科研创新能力的培养直接影响研究生甚至博士阶段的科研创新能力，只有将临床专业知识和基础科研能力有效结合方可真正发展新医科。通过医学教学教育模式改革制订适合临床医学专业本科生的人才培养方案，着重通过开展理论性创新创业教育激发本科生的发明激情进而提升本科生的创造力。强化问题导向教学机制，增强教师及医学生的探究能力，推动建立医疗-科研相结合的人才培养模式，进一步提升"中国创造"能力。

（二）推进人才培养模式改革，遵循医学教育和医学人才成长的基本规律，扩大紧缺专业的本科和研究生招生规模

2012年，教育部、卫生部提出"卓越医生教育培养计划"，该计划不仅要培养创新型的国际一流临床医学人才，而且要培养满足不同健康需求的高质量临床医学人才。2018年，教育部提出"四新建设"，即"新工科、新农科、新医科、新文科"建设，开展"卓越医生教育培养计划2.0"，推进以胜任力为导向的教育教学改革。临床医学人才的岗位胜任力是综合而全面的，应满足国家和区域经济社会发展对临床医生的职业需求，这是临床医学专业教育的基本价值取向。当前第三代医学教育改革是以系统为基础、以胜任能力为导向，强调建立医教协同的卫生服务系统。

加快推进新医科建设，推动"医教协同"向"医教产研协同"变革，改革顶层设计，创新育人理念，优化体制机制，构建多元协同的人才培养模式，培养适应我国高质量发展阶段社会大健康需求、具备新时代知识能力结构的卓越临床医学人才，是我国医学教育改革的重要课题。

加强新医科人才培养，在理念上，要树立融合发展理念，实现从科学导向向需求导向的转变。由"以疾病治疗为中心"向"以促进健康为中心"转变，建构以预防、诊疗、康养等服务全生命周期的人才培养体系，以问题驱动和案例学习为核心教学方法，引导学生通过解决实际临床问题来学习和掌握知识和技能，培养他们的问题分析和解决能力。在模式上，要突破传统医学教育思维，强化基础医学与临床医学的整合，将基础医学与临床医学的教学内容和课程设置进行整合，打破学科壁垒，增强学生将基础知识应用于临床实践的能力，推进多主体协同育人机制，构建科技型、复合型、创新型医学人才培养体系。在内容上，要从注重对专业知识的培养提升到对知识结构、技术水平、实践能力、创新素养全方面素质的重视，以培养高素质型、可持续性发展的新医科人才。这样不仅能解决现有问题，还能解决未来的问题，并能对未来的发展起到创新和引领作用。在路径上，要运用顶层设计思想，优化体制机制，创新培养模式，推动医学教育体系自上而下的重塑和结构优化；加强医学教育系统各利益相关主体的协同合作，统筹规划人才培养的目标和任务，通过医学教育系统各资源要素的有效整合，实现新医科人才培养的目标。

探索以创新为导向的新医科人才培养模式，促进多学科交叉融合。重塑新型医学人才的评价体系，强调医德、医风等道德层面的评价，打造专业教育、思政教育、信息化"三位一体"的综合素养评估体系。实施本科生导师制，鼓励学生参加导师创新课题、创新创业竞赛、"挑战杯"大赛等，通过学术论文、学科竞赛、发明创造、社会实践、专业技能培训等进行创新意识的培养。

强化医学一流专业建设，以多元化渠道促进多学科交叉融合，增加统计分析、数据处理等人工智能相关课程的学习，加强医学与工学、理科、生物信息、纳米技术和大数据等新兴领域的联系。

深化医学课程体系建设，结合医学专业的特点开展课程思政建设，将思政课程和医生职业素养的培育融入医学专业课程学习中。加强医学人文社会科学建设，适当增加医学人文课程如医学史、医学伦理学、医患沟通等所占比例，培养有温度的人文医者。全面开展医学整合式课程教学改革，构建"器官－系统整合＋PBL"的整合教学课程模块，对原有的基础医学和临床医学课程进行优化和重组。加强临床医学与预防医学、公共卫生课程的交叉融合。

深化教育教学方式改革，推进数字化、信息化教育资源在医学教育教学中的运用。充分利用新媒体等现代化的教学手段，打造精品在线课程，引导各院校实现教学资源共享。

扩大紧缺专业的本科和研究生招生规模，结合实际需求和专业特点，优化儿科学、中医学、公共卫生和全科医学等专业的课程设置，注重理论知识与实践能力的结合，提供全面系统的教学内容。加强儿科学、中医学、公共卫生和全科医学等专业的实践教学，建立实践基地和提供临床实习机会，让学生在真实的医疗环境中实践，提高专业技能和临床操作能力。注重专科医师和全科医师双向发展，兼顾专科医师和全科医师的培养，既注重学生在特定领域的专业深造，又提供全科医学的基础知识和技能培养，培养具备全面医疗能力的医学人才。推动儿科学、中医学、公共卫生和全科医学等专业与国际接轨，加强国际交流与合作，引进国外先进的教育理念和技术，提升专业水平和国际竞争力。

（三）强化医学一流专业建设，深化医学课程体系建设

随着社会的发展和人们对健康的需求不断增加，医学专业建设和课程体系建设已成为社会关注的焦点。为了满足医学行业的发展需求，我国正积极推进强化医学一流专业建设和深化医学课程体系建设。依托课程群建设，进行课程体系改革。现有的以学科为中心的课程体系固然有助于学生系统地掌握知识，但不利于学生理解学科间的联系，难以解决多学科交叉的临床问题。根据国外课程体系改革的研究，依托课程群建设，整合课程，建立三年制临床医学课程体系。将相关内容和具备共同教学规律的课程组成一个系统，加以规划、调整，构成不同的课程群。通过课程群之间与课程群内部的调整、组合，处理好课程间的关系，减少重复。加强基础医学课程和临床医学课程的衔接和融合，使学生能够用基础知识理解和解释发病机制，形成良好的临床思维。将临床医学专业课程组建成四个课程群：一是临床和基础相结合的课程群，包括临床生理学、临床生物化学、临床病理学、临床药理学等。二是临床专业课程群，包括内科、外科、妇产科、儿

科、传染病、眼耳鼻喉口腔科等。三是医学技术课程群，包括检体诊断、实验诊断等。四是医学人文课程群，包括卫生法规、医学伦理学、医学心理学等。建立多学科协同教学机制，多元化促进学科交叉融合，例如增加统计分析、数据处理等人工智能相关课程，加强医学与工学、理科、生物信息、纳米技术和大数据等新兴领域的联系。

以全科医生培养为导向、社区为基础，进行实践课程体系改革。虽然国家对社区全科医生的培养在本科和研究生层面上提出了明确的要求，但这个层次的人才很难下到社区开展具体工作。因此，为城乡基层医疗卫生机构培养全科医生成为专科层次临床医学专业培养目标之一。根据社区医疗开展现状，建立以预防保健、全科医疗、妇幼保健、康复治疗、健康教育、计划免疫、计划生育指导为主的连续性、综合性、低成本、高效率、方便群众的卫生服务体系。综合课程设置，增加全科医学和社区医学相关课程内容（如社区保健、老年医学、康复医学等），从而整合出以社区为基础的课程。增加实践课程学时，创新虚拟仿真实验模式，提高效率。让学生到社区医疗机构进行阶段实习，培养适应基层社区卫生需求的合格医学生。

随着科技的发展和医疗行业的不断进步，医疗器械、生命科学和医疗信息技术等领域得到了快速发展。在这样的大背景下，"医工理文"融通的新专业逐渐兴起，成为未来人才培养的一个重要方向。

在新专业建设方面，需要微专业的拓展。微专业是指针对某一特定主题或技术领域开设的一系列短期培训课程，如数字智慧医学、医学生物信息学、精准医学、转化医学、智能医学、康复物理治疗、医学数据学等，可以帮助学生更好地掌握专业技能和知识，提高他们的综合素质。

对于"医工理文"融通的新专业，微专业可以从以下几方面进行拓展。

1. 加强医学与医学工程的交叉融合：医学工程是指运用工程学原理和技术研究和开发医疗器械、设备和治疗方案的学科。通过微专业的培训，可以让医学专业的学生了解医学工程的基本原理和技术，从而更好地理解医疗器械的研发和应用。

2. 加强生命科学与医疗信息技术的交叉融合：生命科学是指对生物体结构、功能和相互关系的研究，而医疗信息技术是指应用计算机和信息技术来处理和管理医疗信息。通过微专业的培训，可以让生命科学专业的学生了解医疗信息技术的基本原理和应用场景，从而更好地应用信息技术来处理和分析生物医学数据。

3. 加强文科与理工科的交叉融合：文科与理工科的交叉融合，在医学领域中有着广泛的应用。比如，医学伦理学、医学人文学、医学历史学等学科都与文科领域有着密切的联系。通过微专业的培训，可以让理工科专业的学生了解医学领域的文化和历史背景，从而更好地提高他们的技术能力和创新能力。

总之,"医工理文"融通的新专业将在未来的医疗行业中发挥重要的作用。通过微专业的拓展,可以更好地培养具有跨学科背景的高素质人才,为医疗行业的发展注入新的活力和动力。

(四)深化教育教学方式改革,推进数字化、信息化教育资源在医学教育教学中的运用

随着信息技术的不断发展和应用,新媒体等已经成为教育领域不可或缺的一部分。在这个时代,传统的教学方式已经不能满足学生和社会的需求,而在线课程则成为一种新的教学模式,其具有灵活、便捷、高效等特点,更加符合现代人的需求。充分利用新媒体等现代化手段,打造精品在线课程,可以避免教育资源浪费和重复建设的现象,实现教育资源的共享。各高校可以通过共享在线课程,让学生在学习过程中更加方便、舒适,同时还可以降低教育资源的浪费和建设成本,提高资源的利用效率。通过在线课程的共享,各高校可以相互借鉴,吸取优秀的教育资源,提高自身的教学水平。

医学教育的多元化已经成为趋势,在此基础上,结合医疗人工智能的应用,建立适合本校教学的在线课程平台是十分必要和重要的。通过这样的平台,学生可以在自己的手机或电脑上随时随地学习,提高学习效率和便捷性。

首先,建立这样的平台可以整合各个医学科目的课程,实现跨学科的教学。在平台上,学生可以通过选择不同的课程模块,进行有深度、广度的学习,提高自己的医学综合能力。

其次,医疗人工智能已经成为医疗领域的热门技术,它不仅可以提高医疗诊疗的效率,还可以提高医生的诊疗准确性。通过将人工智能应用于医学教育,可以让学生更好地理解和掌握这些技术,同时提高他们的诊疗能力。

最后,建立这样的在线课程平台可以为学生提供更多的学习资源、更多的学习机会。通过这样的平台,学生可以随时随地地访问各类医学教育资源,包括教科书、期刊论文、视频等,从而更好地拓展自己的知识面和提升技能水平,为未来的医学实践打下坚实的基础。

总之,建立适合本校教学的在线课程平台,结合医疗人工智能的应用,可以为医学教育的多元化和质量提升做出贡献。这也是医学教育发展的必然趋势,相信未来的医学教育会越来越多地融入人工智能。

随着时代的不断发展,教育也在不断地变革和创新。如今,以学为中心的教学模式成为教育界的热门话题。这种教学模式的核心理念是将学生置于学习的中心,让他们成为学习的主体,而不是被动地接受知识。在以学为中心的教学模式中,学生的主动性和创造性得到了更好的发挥,学生不再是被动的听众,而是积极地参与到学习中。这种模式下,教师的角色转变,不再是传统意义上的知识传

授者，而更像是学生的引导者和辅导者。在教学方法上，线上线下混合式教学模式得到了广泛的应用。这种模式可以充分利用现代科技手段，让学生在家里或者学校进行线上学习，而且可以根据自身的情况自由选择学习时间和方式。同时，在线下教学中，教师可以更好地贴近学生，了解他们的学习情况和学习需求，更好地指导学生。

"卓越医生教育培养计划"是我国高等医学教育改革的重要举措之一，旨在培养一批具有国际化视野、优秀医学素养和临床实践能力的医学人才。然而，在实际推进过程中，仍存在一些问题，其中最为突出的是医学生临床实践能力的培养问题。临床实习是培养医学人才的关键。然而，由于医疗资源的紧张和分配不均，医学生的临床实践能力得不到充分的锻炼。同时，又因为考研的压力和竞争，导致部分医学生在临床实习中缺乏实践意识和积极性，从而影响了其临床实践能力的提升。要加强对医学生的思想教育，提高医学生的综合素质和职业道德水平，鼓励医学生积极参与临床实习，同时采取相应措施优化考研政策，为医学生提供更多的选择和机会。要深入实施"卓越医生教育培养计划"，必须重视和加强医学生临床实践能力的培养，协调临床实习与考研的矛盾，拓展医学生的实践渠道，努力打造一支高素质、高水平的医学人才队伍。

（五）深入推进医教协同改革，提升医学人才培养质量

临床教师的教学能力是提高临床教学质量、实现医学培养目标的关键。理顺学校与附属医院的关系，强化附属医院的临床教学主体职能，进一步健全和完善实践教学管理的各项规章制度，促进管理的规范化、制度化、科学化。附属医院教师与专业院校的理论课教师不同，没有接受过正规的教师培训，缺乏专业的教育教学知识，需要相关教学职能部门采取更加科学有效的措施加强师资队伍建设，保障临床教学质量。附属医院教师必须经过规范的岗前培训，获得教师资格证方可上岗，从根本上确立教师身份、提升教学意识，而非单纯医生身份，打造一支具有理想信念、道德情操、扎实学识、仁爱之心的教师队伍。

整合资源建设符合未来需求的交叉实验室，如智能医学工程实验室、数字智慧医学实验室等，评选省级教学实验室，搭建平台培养创新型复合型医学人才。

遴选部分医院为临床教学培训示范中心，在本科生临床实践教学、研究生培养、住院医师规范化培训及临床带教师资培训等方面发挥示范辐射作用，带动提升临床实践教学基地教育培训水平。

附属医院和医学院在临床和科研之间建立"医生－科学家"的配对合作关系，培养具有科研思维和创新意识以及扎实临床知识和技能的临床医学生。

科研创新能力贯穿于临床医学专业人才培养全过程，将科学研究融入临床专业培养，激活科研育人功能，构建临床课程、科创活动及科研实践"三位一体"

的系统性培养机制，培养临床医学生的科研创新能力。

（六）紧紧围绕城市型大学定位，发展医学一流学科建设

城市型大学体现了服务地方经济社会发展的办学理念，突出了办学定位的地方性；彰显了人才培养的一线性和科学研究的应用性、服务地方的主动性；体现了高等教育属性的多样性，满足了城市发展对应用型人才的需求。

紧紧围绕城市型大学定位，真正遴选发展基础好、对接医疗行业需求的优势医学学科，重点建设，全力冲击国家一流学科，在编制基数、岗位设置、人才引进与培养、本科生及研究生招生、教学科研用房、平台建设、经费投入、资源配置、体制保障等方面实施政策倾斜，切实为重点建设医学一流学科提供相应的政策支持和资源保障。

1. 推动师资队伍建设：实施健康中国战略，精准对接人民群众健康需求，加大高水平创新人才引育机制建设，推动医学一流学科建设的高质量和内涵式发展；实施人才引领发展战略，按照分层分类管理评价原则，优化人才结构，持续推进"人才+学科"的人才引育模式。

首先，聚焦医学关键领域和一流学科内涵式高质量发展，面向海内外加大引进力度，精准引进一流学科建设需要的高端领军人才，充分发挥高层次人才的学术引领带动作用，提升学科影响力。其次，加强师资队伍分层分类培养，夯实学科骨干力量，发挥学科群协同支撑培养效应，形成师风纯正、结构合理、衔接有序、优势突出的高素质师资队伍，高水平支撑一流人才培养。最后，创新绩效激励机制和分类评价体系，多元多维评价激发各类人才内生动力和创新活力，培育教学、科研、临床方面的各类人才，为一流学科高质量发展持续赋能。

2. 提升科学创新能力：大力构建具有国际先进水平的基础创新平台、大数据和人工智能平台、国际临床研究中心等前沿技术平台，瞄准国家医药卫生重大需求，围绕重大疾病、常见病、多发病，从临床实践出发，凝练科学问题，充分发挥大学附属医院的优势，加大理工医融合、多学科交叉融合和大学科群建设，形成基础研究、转化与新技术研究、临床研究齐头并进的新格局。

3. 深化国际交流合作：支持师生在国际学术舞台展示成果、开展交流，鼓励中青年骨干及研究生出国进修或参加国际学术会议，进行双语课程建设；鼓励利用国家及省部级国际合作交流平台，开展国际科研项目合作；鼓励举办国际高水平学术会议，打造国际学术论坛品牌，邀请国外知名专家来校访问交流，学术带头人赴国际知名医学院宣讲吸引海外高水平学术人才加盟，吸纳国外优秀留学生。

（七）"三位一体"协同，加大政府支持力度

卓越医学人才培养是一项系统工程，需要医学院、附属医院和政府相互协同。构建院校专业培养、附院实践赋能、政府政策支持"三位一体"的卓越医学人才培养体系，通过"校院协同—校政协同—政院协同"，高度耦合协调，最终实现"三位一体"的卓越医学人才培养目标。

首先，政府提供必要的政策支持。卓越医学人才需要完善配套医学基础设施，支持医学创新平台建设。因此，政府要围绕卓越医学人才队伍建设在宏观上制定相应的政策措施，微观上进行一定的政策指导。政府既要搭建好政策体系的整体架构，也要对其政策细节进行"精耕细作"，不断提高政策工具设计的精细化与匹配度，避免政策资源空耗和政策效果抵消。

其次，进一步加大对省属、市属高校的经费投入，建立动态增长机制，从根本上改变医学教育经费不足的局面；提高年度医学生均拨款额度，加强对医学院基础设施的建设和投入，支持学校信息化建设，缩小与国内一线省市医学院的差距；设立新医科建设专项经费，对新医科建设项目进行重点支持。

再次，营造良好的软环境。良好的软环境不但是医学事业良性发展的需要，更是卓越医学人才成长的关键。因此，政府在一流学科建设中的主导作用体现在建立和完善相应的机制，监督和规范医学事业的发展：①制定卓越医学人才培养激励机制；②制定医学典型事例的宣传机制，营造正能量舆论环境；③制定反馈机制，让政策真正落到实处。

最后，发挥政府导向作用，成立医学教育专家委员会，重点支持相关医学院在某一领域建立学科专业协同发展机制，结合不同定位，研究修订符合新医科专业建设要求的医学人才培养方案。

主要参考文献

［1］ 别敦荣，易梦春. 高等教育普及化发展标准、进程预测与路径选择［J］. 教育研究，2021（2）：12-15.

［2］ 薄海美，程光，刘牧，等. 新医科背景下基于岗位胜任力的临床医学人才培养模式的构建［J］. 吉林医药学院学报，2023，44（2）：109-111.

［3］ 常成，黄幼田，闫红涛. 新医科背景下临床医学类专业基础课程体系构建的探讨与思考［J］. 医学教育管理，2021，7（2）：116-120.

［4］ 陈默. 医患关系发展的历史逻辑与共同体建构［J］. 医学与社会，2020，33（12）：42-47.

［5］ 陈同强，郭丹. 基础医学教学的几点探讨［J］. 科技视界，2013（35）：144.

［6］ 陈兴娟. 医工结合背景下"药理学通识"课程教学实践［J］. 中国继续医学教育，2023，15（3）：154-157.

［7］ 陈壮，胡蓉，李辉，等. 新医科背景下的医学教育改革与人才培养探究［J］. 现代职业教育，2022（42）：97-99.

［8］ 大连大学医学部. http://yxy.dlu.edu.cn/info/1245/2721.htm. 2021-03-09/2023-08-09.

［9］ 董海涛. 城市型德育教育和医学创新人才的培养——以山西医科大学为例［J］. 西北医学教育，2013，21（4）：792-795.

［10］ 窦莹域，阿米娜·买提努日，谢惠，等."双一流"国际双导师培养八年制医学生科研能力的探索与实践［J］. 继续医学教育，2019，33（9）：8-11.

［11］ 樊敏，王晓锋，刘金花，等. 人工智能在新医科医学教育中的应用研究［J］. 智慧健康，2023，9（8）：41-45.

［12］ 范舜，谈在祥. 人工智能背景下新医科建设的挑战与变革［J］. 中国高校科技，2019（7）：56-59.

［13］ 高川，周俞余，郭旭芳，等. 医学人文的过去，现在和未来［J］. 协和医学杂志，2022，13（1）：152-157.

［14］ 高静，郑晓红，曹鹏，等. 中医药大学世界一流学科建设路径探讨［J］.

药学教育，2023，39（2）：30—35.

[15] 葛道凯. 后疫情时代高等教育发展的挑战与应对［J］. 中国高教研究，2023（2）：31—39.

[16] 耿程程，马永保. 新医科背景下医学生思想政治工作体系的构建［J］. 成都中医药大学学报（教育科学版），2022，24（4）：42—45.

[17] 顾丹丹，钮晓音，郭晓奎，等. "新医科"内涵建设及实施路径的思考［J］. 中国高等医学教育，2018（8）：17—18.

[18] 管华，邓文萍，解丹，等. "医信校企双融合"物联网工程专业创新应用型人才培养模式研究［J］. 医学信息学杂志，2023，44（4）：99—103.

[19] 郭锦晨，王茎，黄莉，等. 新医科背景下中医"5+3"一体化本硕专业《新安医学概论》教学思考［J］. 陕西中医药大学学报，2023，46（1）：113—116.

[20] 国务院办公厅关于加快医学教育创新发展的指导意见［EB/OL］. 2018—09—23. http://www. gov. cn/zhengce/content/2020 — 09/23/content_5546373. htm.

[21] 国务院关于印发统筹推进世界一流大学和一流学科建设总体方案的通知［EB/OL］. http://www. moe. gov. cn/jyb_xxgk/moe_1777/moe_1778/201511/t20151105_217823. html.

[22] 韩俭，郭明宙，苗小康. 基础医学课程思政教育案例库建设思考与实践［J］. 基础医学教育，2021，23（5）：360—363.

[23] 韩磊磊，王艳艳. 体医融合背景下中国运动康复专业人才培养存在的问题及对策［J］. 湖北开放职业学院学报，2020，33（15）：122—123，133.

[24] 韩晓光，朱小龙，姜宇桢，等. 人工智能与机器人辅助医学发展研究［J］. 中国工程科学，2023（5）：43—54.

[25] 何珂，汪玲. 健康中国背景下新医科发展战略研究［J］. 中国工程科学，2019，21（2）：98—102.

[26] 何珂，伍蓉. 医教协同推进高校毕业后医学教育的探索与创新——以复旦大学为例［J］. 现代医院管理，2016，14（6）：67—70.

[27] 虎志辉，金玲芬. 中医临床教学医学人文素质的培养探讨［J］. 教育教学论坛，2020（11）：342—343.

[28] 季庆辉，薛宇，薛勇，等. 健康中国背景下地方综合性大学优秀人文素质卓越医学人才培养模式研究［J］. 经济研究导刊，2019（4）：153，156.

[29] 江汉大学党委宣传部. https://xcb. jhun. edu. cn/67/1c/c2354a157468/page. htm. 2022—04—27/2023—08—10.

[30] 江汉大学医学部. https://medicine. jhun. edu. cn/57/dd/c2149a88029/

page. htm. 2020-12-15/2023-08-09.

[31] 教育部 国家卫生健康委员会 国家中医药管理局关于加强医教协同实施卓越医生教育培养计划 2.0 的意见[EB/OL]. https://www. gov. cn/zhengce/zhengceku/2018-12/31/content_5443536. htm.

[32] 教育部关于印发《高等学校课程思政建设指导纲要》的通知[EB/OL]. http://www. moe. gov. cn/srcsite/A08/s7056/202006/t20200603_462437. html? eqid = fbfbb940000011d500000002642b903c&wd = &eqid = 89c7cbe10074c19a000000036477e308.

[33] 克劳斯·施瓦布, 蒂埃里·马勒雷. 后疫情时代: 大重构 [M]. 世界经济论坛北京代表处, 译. 北京: 中信集团出版社, 2020.

[34] 黎云. 城市型大学的内涵、特点及其启示 [J]. 高教论坛, 2021 (4): 99-103.

[35] 李芳, 魏大巧, 祝汉成, 等. 面向新医科的地方综合性大学医学人才培养模式实践探索——以昆明理工大学为例 [J]. 高教学刊, 2020, 153 (31): 165-168.

[36] 李凤林. 新时代我国新医科建设的路径探析 [J]. 中国高等教育, 2021 (Z1): 6-8.

[37] 李刚, 周学东. 新医科战略中口腔医学教育发展的思考 [J]. 四川大学学报 (医学版), 2021, 52 (1): 70-75.

[38] 李隽, 吴永刚, 李亚军, 等. 新医科背景下加强医学人文教育的路径研究 [J]. 中国医药导报, 2023, 20 (19): 77-80.

[39] 李文胜. "全人教育"理念下医学生成长策略 [J]. 高校辅导员学刊, 2018, 10 (2): 50-53.

[40] 李晓理, 张博, 王康, 等. 人工智能的发展及应用 [J]. 北京工业大学学报, 2020, 46 (6): 583-590.

[41] 李燕, 柳海军, 刘璐, 等. 新医科背景下医学院校教师课程思政能力提升探析——以宁夏医科大学为例 [J]. 医学教育管理, 2020, 6 (6): 527-531.

[42] 李杨, 杜雷雷, 许飞, 等. 大数据与人工智能在医学领域的应用进展 [J/OL]. 协和医学杂志, 2023, 14 (1): 184-189.

[43] 李泽桂, 徐迪雄, 陈俊国. 关于我国基础医学教育改革的实践与思考 [J]. 中国高等医学教育, 2010 (7): 11-12.

[44] 李卓, 杜玉君, 徐静雯, 等. 以卓越医生职业精神为核心的临床教学培养体系构建 [J]. 中国卫生事业管理, 2022, 39 (12): 936-940.

[45] 梁文杰, 高伟芳, 石晓丽, 等. 医教协同背景下"十统一"模式在中医临

床教学同质化建设中的应用［J］. 河北中医药学报，2019，34（3）：62-64.

［46］梁彦，王广州，马陆亭. 人口变动与"十四五"教育规划编制思考［J］. 国家教育行政学院学报，2020（9）：86-95.

［47］林蕙青. 服务健康中国建设 推进医学教育改革创新［J］. 中国高等教育，2018（11）：4-5.

［48］刘成玉，王元松. 临床医学专业实践教学体系的建设与实践［J］. 实验室研究与探索，2008，27（12）：86-89.

［49］刘继同. 健康中国建设与重构现代健康照顾服务制度［J］. 人民论坛，2020（8）：56-59.

［50］刘进，钟小琴，李学坪. 教育人工智能：前沿进展与机遇挑战［J］. 高等工程教育研究，2020（2）：113-123.

［51］刘明，徐玉梅. 健康中国战略对高等医学院校医德教育改革与发展的新时代诉求［J］. 中国医学伦理学，2018，31（10）：1246-1249.

［52］刘亦舟，胡德胜，陈倩云，等. 后疫情时代医学教育模式浅议［J］. 中西医结合研究，2022，14（3）：214-216.

［53］刘益枫，陈瑞雪，汤欢娜，等. 疫情下医学类通识教育线上教学模式探究与实践——以女性生殖健康课程教学为例［J］. 中国高等医学教育，2020（5）：38-39.

［54］吕红平. 健康促进：永远的追求 现实的选择［J］. 人口与健康，2019（3）：28-31.

［55］雒保军，史伟，李轶，等. 卓越医生教育与中国医学教育发展的再定向［J］. 医学与哲学，2016，37（7A）：74-78.

［56］马德秀. 实践与探索［M］. 上海：上海交通大学出版社，2015.

［57］马克思，恩格斯. 马克思恩格斯文集（第1卷）［M］. 北京：人民出版社，2009.

［58］马克思，恩格斯. 马克思恩格斯选集（第1卷）［M］. 北京：人民出版社，2012.

［59］毛玉熠，韩睿，尹竹萍，等. 新时代下对医学生医患沟通技能培养的思考［J］. 中国医药导报，2020，17（16）：74-77，93.

［60］孟祥伟，王红梅. 某肿瘤医院临床医学一流学科建设的实践与思考［J］. 中国医院管理，2022，42（7）：56-58.

［61］宁波市发展规划研究院. http://www. nbdpri. cn/art/2023/2/14/art _ 12088 _ 2197. html. 2023-02-14/2023-08-09.

［62］钮晓音，郭晓奎. 新医科背景下的医学教育改革与人才培养［J］. 中国高

等医学教育，2021 (5)：1-2.

[63] 彭树涛. 加快建设新医科 着力培养卓越医学创新人才 [J]. 中国高等教育，2020 (9)：35-37.

[64] 彭树涛. 新医科的理念与行动 [J]. 上海交通大学学报（哲学社会科学版），2020，28 (5)：145-152.

[65] 彭鑫，余超，朱鹏，等. 后疫情时代高校教学模式重构与探索 [J]. 电气电子教学学报，2022，44 (5)：24-27.

[66] 屈婷婷，贾淑芹. 基于国家自然科学基金资助导向探讨新格局下肿瘤医院基础研究发展对策 [J]. 中华医学科研管理杂志，2021，34 (6)：438-441.

[67] 任彩霞，胡志坚，何斐. 新医科背景下的高等学校预防医学专业教学改革探讨——以福建医科大学为例 [J]. 现代预防医学，2021，48 (6)：1149-1152.

[68] 任文杰，郭兆红. 医教协同下高等医学教育供给侧改革：动力、困境及出路 [J]. 黑龙江高教研究，2018，287 (3)：148-151.

[69] 尚丽丽. 新医科背景下医学研究生教育的思考 [J]. 医学研究生学报，2018，31 (10)：1078-1081.

[70] 申曙光，曾望峰. 健康中国建设的理念、框架与路径 [J]. 中山大学学报（社会科学版），2020，60 (1)：168-178.

[71] 申曙光. 健康中国建设的理论与实践专题导语 [J]. 中山大学学报（社会科学版），2020，60 (1)：166-167.

[72] 沈瑞林，王运来. 新医科建设逻辑、问题与行动路径研究 [J]. 医学与哲学，2020，41 (12)：69-73.

[73] 施桂玲，李雪斌，唐毓金，等. 民族地区临床医学卓越人才培养探索与实践——以右江民族医学院为例 [J]. 右江民族医学院学报，2019，41 (3)：350-352.

[74] 施可庆，池俊杰. 新医科体系下医学生的综合能力培养 [J]. 现代职业教育，2022 (15)：169-171.

[75] 施晓光，程化琴，吴红斌. 我国新一轮医学教育改革的政策意义、诉求与理念 [J]. 中国高等教育，2018 (8)：61-63.

[76] 石先艳. 新冠疫情对中国新经济的影响及应对 [J]. 企业改革与管理，2020 (19)：6-10.

[77] 宋丹宁，金昊艺，朴喜航. 新医科背景下临床医学人才培养路径优化策略——基于两所省属独立设置医学院校临床医学人才培养方案的比较 [J]. 吉林医学，2023，44 (6)：1744-1747.

［78］宋旭日，滕淑静，黎逢保，等. 公共卫生人才培养的实践困境与破解策略——基于岳阳市预防医学专业人才需求的调研分析［J］. 岳阳职业技术学院学报，2021，36（3）：5－9，18.

［79］宋艺兰，朱思炎，申林，等. 新医科背景下本科生创新能力培养与实践［J］. 延边大学医学学报，2023，46（2）：133－135.

［80］孙明艳. 医学院校附属医院医学人才培养研究［D］. 天津：天津大学，2020.

［81］孙伟，苏建荣. 生物安全教育在医学检验专业住院医师规范化培训中的探索［J］. 继续医学教育，2019，33（1）：13－15.

［82］唐姝. 临床医学专科教育的形势和面临的困境［J］. 学园，2014，139（6）：76.

［83］田梗，张璐萍，张乃丽，等. 强化科研素养加国际视野培育　提升研究生培养质量［J］. 滨州医学院学报，2021，44（5）：373－376.

［84］WANG Y H，ZHANG L H，LIU J J. The supportiverole of Information technologyon the subject teaching［C］.//Automation Equipment and Systems. Part1：Trans Tech Publications，2012.

［85］万丽丹，刘刚，伍洪昊. 整合－混合式临床应用型解剖学教学模式的探索与展望［J］. 中国组织化学与细胞化学杂志，2018，27（1）：96－100.

［86］汪小亚. 医学生临床实习满意度调查及对策研究［J］. 中国继续医学教育，2022，14（22）：127－134.

［87］王人巧，孙宏亮. 医学科学家精神融入医学生人文素质培育的思考［J］. 才智，2023（1）：106－108.

［88］王昕宇，魏娜，王岚. 科研育人视域下医学生科研诚信指标评价体系的构建［J］. 中国医学教育技术，2022，36（5）：617－623.

［89］王颖，夏强，樊华妍. 新医科视域下课程思政路径探索——以生物化学与分子生物学为例［J］. 生命的化学，2021，41（4）：831－837.

［90］吴宁. 如盐化水：课程思政在医科课程中的探索［J］. 北京教育（德育），2021（2）：46－49.

［91］吴他凡，李建华，赵醒村，等. "南山精神"引领卓越医学人才培养探索——以广州医科大学为例［J］. 医学教育管理，2021，7（5）：469－475.

［92］吴秀云，吴宇晴. 城市型双线混融教学实践与优化路径［J］. 中国医学教育技术，2022（5）：519－522.

［93］吴宇晴，吴秀云. 红医精神涵育新医科人才的三重逻辑［J］. 锦州医科大

学学报（社会科学版），2022（4）：6—11.

[94] 吴越，胡鸿涛，黎海亮，等. 转化医学理念在介入研究生培养中的应用及思考 [J]. 介入放射学杂志，2022，31（8）：747—750.

[95] 吴正刚，曹建军，范大伟. 基于 Kano 模型的高校教学质量评价模型构建 [J]. 黑龙江教育（高教研究与评估），2021（12）：21—24.

[96] 武汉市卫生健康委员会. https://wjw. wuhan. gov. cn/zwgk _ 28/fdzdgknr/qtzdgknr/jytabl _ 1/202010/t20201030 _ 1487878. shtml. 2020—10—30/2023—08—09.

[97] 武鑫，曹珊，高剑峰. 新医科建设背景下医学专业人才培养模式改革实践与思考 [J]. 中医药管理杂志，2021，29（15）：15—17.

[98] 习近平. 高举中国特色社会主义伟大旗帜　为全面建设社会主义现代化国家而团结奋斗——在中国共产党第二十次全国代表大会上的报告 [M]. 北京：人民出版社，2022.

[99] 习近平. 要把人民群众生命安全和身体健康放在第一位　坚决遏制疫情蔓延势头 [N]. 光明日报，2020—01—21（01）.

[100] 夏欧东，王晶，余杨，等. 卓越医学人才培养综合改革：南方医科大学的经验 [J]. 高教探索，2017（8）：26—29.

[101] 肖纯凌. 新时代背景下我国高等医学教育发展的新趋势 [J]. 沈阳医学院学报，2018，20（4）：289—292.

[102] 徐玉梅，刘翠. 基于健康中国战略的医学生健康人文教育研究 [J]. 中国卫生事业管理，2021，38（1）：67—70.

[103] 颜欢. 共同守护人类生命健康 [J]. 新华月报，2022（11）：18—19.

[104] 杨国兴，郑宏香. "医教产研"协同育人的本质内涵和实践路径 [J]. 现代教育科学，2023，1（1）：37—42.

[105] 杨金侠. 将健康融入所有政策：新论 [N]. 人民日报，2018—08—21（05）.

[106] 杨秀兰，赵晓春，陈发俊. 医学创新的跨学科特征分析 [J]. 医学与哲学（人文社会医学版），2007（4）：64—65.

[107] 杨英，高巨. 后疫情时代医学生"三段式"人文素养教育模式的构建研究 [J]. 锦州医科大学学报（社会科学版），2022，60（3）：60—64.

[108] 叶安胜，赵倩，周晓清. 新时代背景下"大思政"育人格局的构建与探索 [J]. 中国大学教学，2021（7）：16—20.

[109] 叶盛，潘朝杰，张慧群，等. 卓越医学人才培养模式改革的探索 [J]. 文教资料，2019（12）：96—97，51.

[110] 尹呈良，邓爱军，张洪刚，等. 地方医学院校卓越医生人才培养课程体系

研究与实践——以潍坊医学院为例［J］. 教育教学论坛，2013，103（22）：209－210.

[111] 于洋，高峰，尹剑，等. 新医科背景下医学专业英语课程线上线下混合式教学模式研究——以大连医科大学为例［J］. 城市型医学教学研究（电子版），2020，10（3）：56－59.

[112] 原源，朱航. 从哲学文化层面弘扬发展国粹中医//第一届、第二届中医科学大会论文集［C］. 2015.

[113] 曾及恩，王开珍. 医体结合的复合型人才培养分析［J］. 青少年体育，2018（7）：29－30.

[114] 张丹，刘位杰，潘思颖，等. 线上线下混合式教学模式在高职医学院校教育教学中的应用探索及完善策略［J］. 科技风，2023（3）：96－99.

[115] 张海云，刘俊芳，陈新. 转化医学视角下卓越医学人才培养模式探索——以南方医科大学临床医学专业为例［J］. 中国医学教育技术，2022，36（2）：149－153.

[116] 张加保. 后疫情时代的信息化教育生态：问题反思与路径拓展［J］. 山东高等教育，2023，74（1）：16－24.

[117] 张林. 加快新医科建设 推动医学教育创新实践［J］. 中国大学教学，2021（4）：7－12.

[118] 张守华，陈俊国，王方芳. 基于新时代多维需求的新医科人才培养策略研究［J］. 中国社会医学杂志，2022，39（3）：279－281.

[119] 张伟，祁俊侠，杨茜璐，等. 基于文献阅读和科研设计培养医学本科生的科研素养［J］. 基础医学教育，2023，25（3）：261－265.

[120] 赵方. 英美和国内典型城市型大学对都市大学办学模式的启示［J］. 北京联合大学学报，2021，35（2）：1－6.

[121] 郑万生，蔡锋，卫学莉. 医学院校创新人才培养机制的困境及策略［J］. 烟台职业学院学报，2021，16（2）：47－49.

[122] 中共中央编译局. 马克思恩格斯全集（第35卷）［M］. 北京：人民出版社，2006.

[123] 中共中央 国务院印发《“健康中国2030”规划纲要》［EB/OL］. https://www.gov.cn/zhengce/2016－10/25/content_5124174.htm?eqid=889121b80001b7b70000000564658405.

[124] 国务院关于印发统筹推进世界一流大学和一流学科建设总体方案的通知［EB/OL］. https://www.gov.cn/zhengce/zhengceku/2015－11/05/content_10269.htm.

［125］周俊，徐晨，李培森. 新医科背景下医学人文教育的逻辑路向与创新实践
［J］. 中华医学教育探索杂志，2020，19（5）：502－506.

［126］周盛开.“以学生为中心”教学法在高中英语教学中的应用研究［J］. 华
夏教师，2022（36）：49－51.